認知症を理解し予防するために

―認知症にならないための12の生活習慣―

藤原　敬

まえがき

私の専門は脳神経外科である。脳神経外科の主な診療対象は、脳腫瘍、脳出血、くも膜下出血など手術の必要な疾患であり、手術の対象とならない脳の病気は神経内科や精神科にまかせることが多い。

認知症の中には手術で治るタイプもあるので、脳神経外科が無縁ではない。しかし、認知症の大半はアルツハイマー型認知症、レビー小体型認知症をはじめとする神経細胞の変性、脳血管障害による脳の機能障害が原因であり、薬による治療が中心となる。そのため脳神経外科医の中には認知症の診療を好まない人も多い。

私は大学病院や総合病院在職中は手術も数多く手掛けたが、同時に認知症、うつ病、統合失調症などの手術の対象とならない機能性疾患にも興味があり、患者が受診すれば積極的に診るようにしていた。

２００３年に診療所を開設してからも、従来の流れで認知症の診療は継続しており、毎月20～30人の新規患者を診察している。

認知症と診断がついたら、それ以上進行させないために心がける生活習慣について説明するが、付き添いの家族からは、認知症にならないためにはどうすればよいのかという質問を受けることが多い。さらに認知症とは関連のない病気で受診した人からも、同じような質問を受ける。中年以降の人からこういった質問を受けることが多い印象である。

もともと認知症予防に関しては一家言持っているので、ついつい調子に乗って長々と話し込んでしまう。次の患者さんが待っているときに説明が長くなると、受付職員がヤキモキしているのがわかるので適当なところで切り上げるが、十分に説明できなかったという不全感が残ってしまう。

そこで認知症に関する私の持論を本にまとめて出版し、多くの人に知っていただけたらと考えた次第である。

この本は４部構成になっている。

➤第１部では認知症に関する基礎知識を概説した。認知症予防のためには、病態や診断、治療に関するある程度の理解があった方がよいと考えたからである。

➤第2部では治療や予防法の効果判定のための簡単な統計学的手法について述べた。ややわかりにくい内容もあるので、面倒であれば飛ばして第3部に進んでもかまわないが、治療や予防法の有用性について自分の頭で考え、自身に取り入れるかどうかを判断する助けになるので、できれば根気よく読んでいただけたらと思う。

➤第3部はこの本の核心部分で、認知症にならないための生活習慣について述べた。私が重要と考える順に並べてあるので、全部が無理なら、ページの若い順から実行するのがよいと思う。理論的、統計的な根拠も示したが、学術書ではないので込み入った話はできるだけ避けたつもりである。実行するのに難しいわけではないが、はじめようとする意思と続けるための根気は必要である。何といっても習慣付けることが大切である。

➤第4部は認知症の介護や社会制度に関して知っておくべき知識、認知症という状態をどのようにとらえればよいのか、認知症を介護する上でのちょっとしたコツなど雑多な内容をエッセイ風にまとめたものである。気楽に読んでもらえればと思う。

この本は誰に読んでいただいてもよいのだが、私の心づもりとしては、中年以降の人を読者として想定している。特に高齢者入りするまでの比較的若い人にはぜひ読んでもらいたいと思っている。認知症になってから努力しても手遅れというわけではないのだが、できることなら早くから認知症を予防する生活習慣を実践してほしいと思うからである。

もくじ　／　認知症を理解し予防するために

第1部

認知症の概要

第2部

認知症治療・予防法の有用性を検証する

第3部

認知症を予防するための生活習慣

第4部 認知症にまつわる話あれこれ

第1部　認知症の概要

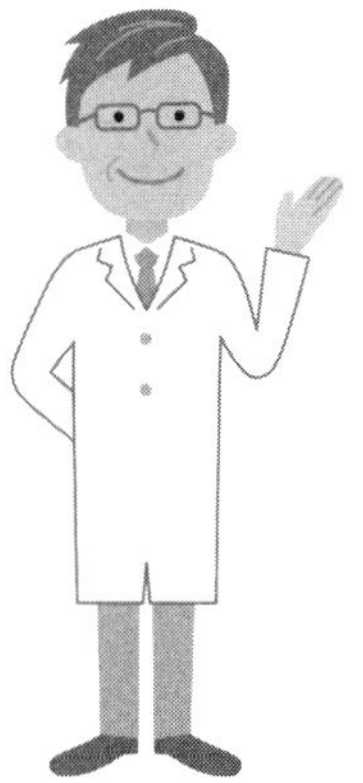

認知症の病態・原因

脳の神経細胞は、細胞体から出る突起によってお互いに連結されている。通常、一つの細胞は数百から数千個の細胞とつながって広大なネットワークを形成しており、そのネットワーク間での情報伝達が、脳の機能の実態であると考えられている。手足を動かす、見る、聞く、記憶する、理解するなどの脳の働きは、すべて神経ネットワークでの情報伝達の違いによって表現されることになる。

何らかの原因で神経細胞が脱落したり、突起が損傷を受けると、ネットワークの情報伝達が支障をきたして脳の機能が低下する。

認知症とは、加齢に伴って神経細胞が少しずつ脱落して、ネットワークの機能障害をきたし、記憶力、理解力、判断力などの高次脳機能が進行性かつ不可逆的に低下する状態である。

その原因、病態で大部分を占めるのは、①神経細胞変性による認知症と、②脳血管障害による認知症である。そのほか脳腫瘍、慢性硬膜下血腫、水頭症、甲状腺機能低下症、葉酸欠乏症、うつ病といった疾患でも認知症様の症状が出るが、これらの病態は原疾患を治療することにより治ることが多いので、厳密には認知症の定義には当てはまらない。しかし認知症の症状で受診することもあるので、③手術や内服治療によって治る認知症という3番目のカテゴリーで便宜上認知症に分類している。

①　神経細胞変性による認知症

神経細胞に毒性のある老廃物が蓄積することにより、細胞死から細胞の脱落をきたすことが原因と考えられている。このタイプの認知症にはアルツハイマー型認知症、レビー小体型認知症、前頭側頭型認知症などがある。最も多いのがアルツハイマー型認知症で60～70%、次に多いのがレビー小体型認知症で10～20%、前頭側頭型認知症が数%程度である。この三つで神経細胞変性による認知症の大部分を占める。

まず神経細胞変性による認知症の原因について現時点でわかっていることを述べておきたいと思う。

アルツハイマー型認知症の原因となる物質は、アミロイドβとリン酸化タウ蛋白である。病理学的にはアミロイドβは老人斑、リン酸化タウ蛋白は神経原繊維変化として観察される。これらの物質は40歳頃から細胞内に現れはじめるといわれている。少しずつ蓄積して、ある程度の量がたまると細胞機能の障害を引き起こし、認知症を発症することになる。ただし同じようにたまっても認知症を発症しないこともあり、アミロイドβやタウ蛋白だけが原因ではないとも考えられている。

レビー小体型認知症で病理学的に細胞内に観察される物質をレビー小体と呼んでいる。レビー小体の主成分ははαシヌクレインというタンパク質である。この物質はパーキンソン病患者の神経細胞でも見られる。ただしその分布が異なり、レビー小体型認知症では脳全体に分布しているのに対し、パーキンソン病では運動制御に関わる脳の部位に限局している。パーキンソン病も進行して末期になると、脳全体にレビー小体が見られるようになり、認知症と同じような症状になるので、この二つの疾患は同じ病態で、はじまり方が違うだけなのかもしれない。

前頭側頭型認知症は単一の病態ではなく、病因は異なるが症状の似ている複数の病態をまとめた、いわゆる症候群である。病理的にはやや込み入っていて簡単に説明ができないので、タウ蛋白異常やＴＤＰ‐43といわれる異常蛋白質が関与していることが多いとだけ述べておく。

② 脳血管障害による認知症

脳梗塞、脳出血、くも膜下出血、脳循環不全などによって神経細胞が広範囲に損傷を受けた場合に発症する。これを脳血管性認知症という。

脳梗塞とは、脳の動脈が閉塞して脳に酸素や栄養が供給できなくなり、神経細胞死をきたす疾患である。脳梗塞の症状は、発生する場所、梗塞の大きさによって様々である。一定以上の大きさの梗塞ができると、麻痺や言語障害などの神経症状を起こす。神経症状の出ないような小さな梗塞でも、たくさんできると認知症の原因となる。

脳循環不全は、動脈硬化により血流が低下するため、神経細胞が正常の機能を維持できなくなる状態である。

脳出血、くも膜下出血の場合は、出血量が多いと脳組織が圧迫、破壊される。その後遺症の一つとして認知症を発症する。

脳血管性認知症は、神経細胞変性による認知症を合併することも多く、どちらの影響が大きいのか判別が難しいこともある。私は個人的には、純粋な脳血管性認知症は少ないのではないかと思っている。それは画像的にかなり重度の脳血管障害を認める人でも、記憶力や理解力に問題ない人も多いからである。

③ 手術や内服治療で治る認知症

病態は様々であり、それぞれ原因や認知症をきたすメカニズムは異なっている。脳腫瘍、水頭症、慢性硬膜下血腫など手術で治る認知症は脳が圧迫されることによる、神経細胞、神経ネットワークの機能障害であり、うつ病、甲状腺機能低下症、葉酸欠乏症などは、細胞の代謝障害による神経細胞の機能低下が原因である。

認知症の症状・受診すべき症状の目安

どのような症状があった場合、認知症を疑って医療機関を受診すればよいのだろうか。認知症の症状に関してある程度の知識があれば、適切に医療機関を受診するために役立つ。認知症の症状は、中核症状と周辺症状に分けられる。

中核症状とは高次脳機能の異常を示す症状で、具体的には記憶力、理解力、判断力の低下のことである。中核症状はすべてのタイプの認知症に共通に見られる。周辺症状は中核症状に付随して生じる感情障害、感覚障害、行動異常のことで、幻覚、妄想、興奮状態、不安感、意欲の低下、抑うつ状態、不眠、暴言、暴力行為、不潔行為などである。周辺症状は認知症のタイプによって、出現する症状、頻度に差がある。

家族など介護する人が困るのは、どちらかというと中核症状より周辺症状であるが、介護をするためには両方の症状に関する理解が必要である。

しかし、受診すべきかどうかを判断するだけなら、そこまで深い知識は必要ない。具体的には次の三つの症状だけに注目すればよい。

① 何度も同じことを言いはじめる

一連の会話の中で、自分の言ったことを全く忘れて、何度も繰り返し言うようになったら要注意である。誰でも一度や二度は同じことを繰り返し言うが、それ以上に何度も言うようになると異常である。覚えてはいるが、確認のため何度も繰り返し言う癖のある人がいるが、その場合は問題ない。元々の癖か、忘れて言っているのかは、家族や親しい友人であればわかることが多い。癖であれば何年も変わらない。記憶力の低下によるものであれば、しだいに頻度が増えてくる。

② 約束を忘れて、あとで指摘されても思い出せない

約束を忘れること自体は誰にでもあるが、通常は指摘されたら思い出す。指摘されても思い出すことができず、「そんな約束をした覚えはない」などと言い出すようだと、記憶が脳にとどまっていないことになる。

③ 生活習慣が変わる

外出が少なくなり、家事もしなくなる。今までやっていた趣味にも興味を示さなくなる。例えば本を読む習慣のあった人が本を読まなくなり、よく見ていたテレビ番組を見なくなる。特に連続ドラマを好まなくなる。ストーリーを覚えることができなくなるからである。

以上の三つがそろえば認知症の可能性が高いので、医療機関を受診すればよい。二つだけでもかなり可能性があり、放置してはならないことが多い。

受診する医療機関・受診するときの心得

受診すると決めた場合、どのような医療機関を受診すればよいのだろうか。その時点で通院しているかかりつけの医療機関があれば、まず主治医に相談すればよい。ある程度進行した認知症であれば診断は難しくないので、その時点で診断がつく可能性がある。

初期の認知症の場合は診断がやや難しく、脳の関連の診療科を受診する必要がある。特に症状が出て間もない場合は、認知症に類似の症状が出る脳腫瘍や水頭症、慢性硬膜下血腫などの器質的疾患の可能性があるので要注意である。これらの疾患は手術などの治療で治る可能性が高い。見逃すと大変なことになる。

かかりつけの医療機関で診断が難しいと言われたら、脳の疾患を専門とする医師に紹介してもらうか、自分で探して受診することになる。

脳の専門となると、脳神経外科、神経内科、精神科である。心療内科でもよい。ただしこれらの科の医師であっても、認知症の診断治療を行っていない場合がある。特に脳神経外科は手術で治す疾患が本来の対象なので、認知症の診断治療を行っていない医師も多い。認知症の診断治療を行っているかどうか、あらかじめ問い合わせて受診した方がよい。

受診するときは、くれぐれも本人1人で受診してはならない。必ず以前の状態と、現在の状態を両方ともよく知っている人が同行しなければならない。本当に物忘れがあるとしたら、忘れたという事実も覚えていないことが多いので、本人1人が受診しても物忘れのエピソードを話すことができないからである。一般的には同居の家族であるが、必ずしも同居でなくてもよい。家族がいなければ親しい友人でも構わない。

認知症の診断

診断は問診、高次脳機能テスト、画像検査によって行う。最も重要なのは問診である。家族や友人など、ふだんから付き合いのある人から状況を聞く。以前の状態と現在の状態の両方をよく知っている人が理想的である。いつ頃から症状がはじまったのか、どのような経過で症状が進んだのか、以前と何が、どの程度違うのかといったことを細かく聴取する。

前章でも述べたが、最も重要なポイントは、何度も同じことを繰り返して言うことがあるか、約束を忘れて全く思い出せないことがあるかの2点である。さらに生活習慣の変化も大切である。例えば、以前は本をよく読んでいた人が最近は読まなくなった、趣味に興味を示さなくなったなどは認知症を示唆する変化である。

続いて本人にいくつか質問して記憶力、理解力を推察する。例えば最近よく見るテレビ番組は何かを聞き、最近のニュースで覚えている話題をいくつか挙げるように指示する。昨日の夕食の内容を覚えているか確かめる。子供や孫の数、年齢、住居などを説明してもらうなどである。問診だけで8割方診断できる。

次に高次脳機能テストである。何種類ものテストがあり、状況によって使い分けるが、通常の外来診療では10～20分程度で施行できる簡易検査が行われる。日本でよく使われるのは、長谷川式簡易知能評価スケールとＭＭＳＥ（Mini-Mental State Examination）である。

この二つのテストは診断精度に大きな差はないので、どちらを使ってもかまわない。私は外来診療では長谷川式簡易知能評価スケールを使っている。このテストでは、検査当日の日時や現在いる場所の認識が正しいか、簡単な計算ができるか、単語を覚えてもらい数分後に思い出せるかどうか、野菜の名前をいくつ想起できるかなどの項目があり、30点が満点で20点以下は認知症の可能性が高いと判定する。

もちろんこの点数だけで判断するわけではない。25点取れても認知症の人もいれば、20点以下でも認知症でない場合もある。診断は問診、画像検査を合わせて総合的に行う。

画像検査としてはMRI、SPECT、PETといったものがある。

頭部MRIでは脳の断面を見る。脳の萎縮の程度がわかるが、脳萎縮と認知症の程度は必ずしも相関しない。特に初期のうちは萎縮は認められないのが普通である。逆に萎縮が強くても全く認知症の症状のない人もいる。

画像診断では、脳梗塞、脳腫瘍、水頭症、慢性硬膜下血腫など、認知症と同じような症状をきたす器質性疾患を調べることもできる。これの疾患は、治療の時機を逸しなければ治るが、放置して症状が長期に続くと治らないこともあるので絶対に見逃してはならない。実は画像検査はこのような疾患を診断することが主な目的ともいえる。

頭部SPECTでは脳の血流量の分布を見ることができる。認知症のタイプによって脳の血流分布が異なっていることが知られており、それぞれ独特な血流パターンがある。頭部SPECTで脳血流パターンを見ることにより、認知症の診断が可能である。

PETでも脳血流量測定が可能であり、さらにアミロイドβ、タウ蛋白などの認知症を引き起こす原因となる物質の分布を直接見ることもできる。原因物質を直接見るので確定診断となりそうだが、アミロイドβやタウ蛋白の蓄積量と認知機能は必ずしも相関しないので、画像検査だけで診断しようとすると誤診となる可能性がある。

認知症と診断したら、次はどのタイプの認知症であるか鑑別が必要である。

認知症の症状は中核症状と周辺症状があると述べたが、認知症のタイプによってそれぞれ特徴があり、注意深く診察すれば鑑別は可能である。

アルツハイマー型認知症は、本人の病識がないことが多い。病識とは自分が病気であるという自覚である。自分は物忘れはない、年なりに記憶力の低下はあるが、特に困ることはないし、何でも自分でできると主張する。感情は落ち着いており、興奮することも少ない。

レビー小体型認知症は初期から妄想、幻覚を伴うことが多い。特に幻視がある場合はレビー小体型認知症である可能性が高い。

前頭側頭型認知症は、比較的記憶力が保たれているうちから社会性の欠如が目立つ。非常識な行為が多くなり、興奮して攻撃的になる。

脳血管性認知症では、ダメージを受けた脳の場所によって症状が大きく違ってくる。ダメージを受けた部分の機能だけが選択的に障害されるため、ある高次機能は保たれているが、別の高次機能は侵されているといった現象が見られる。例えば記憶力は比較的保たれているが理解力が悪いとか、文字は読めるが計算ができないといったことが起こる。これを以前はまだらボケと呼んでいた。

以上、問診、高次脳機能テスト、画像検査をすべて行なって総合的に判断するが、やはり最も大事なのは症状である。高次脳機能テストは参考程度と考えた方がよい。画像検査で認知症を強く示唆する所見があっても、症状がなければ認知症と診断することはできない。画像診断は、認知症と診断が確定したのち、どのタイプの認知症なのか鑑別するためには有用である。

認知症の治療

診断がついたら次は治療である。治療の効果が最も期待できるのは手術で治る病気が原因の認知症である。脳神経外科で治療を受けることになるが、多くの場合症状は劇的に改善する。また葉酸欠乏などの栄養障害、甲状腺機能低下症の場合も、適切な内服治療で症状は回復してほぼ元の正常な状態に戻る。これらの病態による認知症は、適切なタイミングで治療が行われれば全く問題ない。

脳血管性認知症と診断されたら、原因となった脳血管障害の治療を行うことになる。まずその原因となる高血圧、脂質異常、糖尿病などの生活習慣病があれば治療を行う。

脳梗塞、脳循環不全による認知症では、抗血小板剤もしくは抗凝固剤による抗血栓療法を行う場合がある。抗血栓療法とは血管の中で血液が凝固するのを抑制する治療であり、脳梗塞の発症、進行を予防する効果がある。

最も治療が難しいのは、アルツハイマー型認知症、レビー小体型認知症、前頭側頭型認知症など神経変性を原因とする認知症である。特に記憶力、理解力、判断力の低下などの中核症状に対する治療に関しては、有効な治療はないといってもよい。回復が無理なことはもとより、進行を遅らせることも難しい。

ただし、アルツハイマー型認知症とレビー小体型認知症には一応保険適応となっている治療薬がある。前頭側頭型認知症には有効とされている薬はない。

アルツハイマー型認知症には2種類の薬が使われている。一つは神経伝達物質であるアセチルコリンを増やすタイプの薬である。アルツハイマー型認知症ではアセチルコリンが減少していることが知られており、それならばアセチルコリンを増やせばよいだろうという発想である。しかしながら、アセチルコリンが減少したから認知症になるわけではない。神経細胞が変性したためにアセチルコリンが少なくなったにすぎない。つまりアセチルコリンの減少は原因ではなく結果である。だとすれば進行を遅らせる効果は期待できない。この系統の薬は現在3種類ある。ドネペジル、ガランタミン、リバスチグミンである。

もう一つは、神経伝達物質であるグルタミン酸に関連した薬である。グルタミン酸は神経細胞間の情報伝達を行う最も普遍的な神経伝達物質であり、神経ネットワークの機能を維持するためには必須の物質である。しかし、神経細胞の変性がはじまると、グルタミン酸による過剰な刺激は神経細胞にとって有害となる。そこでグルタミン酸の伝達を阻害する薬によって過剰な刺激を抑制すれば、認知症の進行を遅らせることができると考えられた。この系統の薬は1種類で、メマンチンという。

以上4種類の薬が使用されているが、いずれも効果は限定的で、進行を止めることはできない。多少なりとも進行を遅らせることができるという期待で利用されている。

製薬会社が医薬品を販売するためには、厚生労働省の認可が必要である。認可を受けるためには、少なくとも数百人規模の人数の患者さんに投与して、その効果を確かめなければならない。これを治験と言う。そのデータを提出して、効果が認められれば治療薬として認可され、販売が可能となる。

もちろんこれら4種類の薬の治験の結果は効果ありということだった。認知症の進行を止めることはできなかったが、内服したグループと、内服しないグループを一定期間後に比較したところ、内服したグループの方が有意に進行が遅かった。その結果をふまえて、治療薬は認可、販売され、医師はその結果を信じて認知症の患者に対し薬を処方した。

利用しはじめて10年経過した頃から、どうも薬は当初期待されていたほどは効かないのではないかと考える医師が増えてきた。10年ほど使ってはみたが、明らかに効果があったという例はほとんどないという印象だったからである。

しかしそれはあくまで印象であって、断定されたわけではなかったので、その後も使い続けられた。その結果、数年前からは薬の有効性を本気で信じている医師はあまりいなくなった。認知症専門医の中には、絶対に使わないという人もいる。効かない薬は単なる医療費の無駄にすぎないので、使うべきではないという主張である。全く正当な考え方であるが、私はそこまでは思わないので、希望する方には処方するようにしている。

私も有効性に関しては大いに疑問を持っているが、はっきり結論が出ているわけではないし、今のところ他に治療の選択肢がないので、やむなく使っている。あまり効果がないという話をしても、内服させたいという家族は意外と多い。7割くらいの家族は内服することを選んでいるように思う。

比較的副作用は少なく、そういった意味では使いやすい薬である。さらに効果は頼りないが、気休めにはなる。この気休めがけっこう大事である。内服しないということは、すなわち何もせず放置しておくことになる。これは家族にとって相当に抵抗感があるようで、少しでも可能性があれば、できるだけのことをしてあげたいと思うのも人情である。

内服すれば、放っておくわけではないという納得感がある。

気休めのために高額な医療費をかけることには問題はあるが、こういった家族の気持ちもわからなくもない。私も母親が認知症になったとき、効かないだろうとは思ったが薬を飲むように手配した。やはり薬の効果はなかった。

中核症状対する治療は、現時点ではお手上げ状態であるが、周辺症状に対しては、症状によっては適切な薬を使い分けることによりコントロールが可能である。

例えば、妄想や幻覚に対しては統合失調症に使う向精神薬が有効である。暴言、暴力行為、興奮状態に対しても同じ薬が効果を示す。いずれも少量の向精神薬で症状が顕著に改善することがある。

抑うつ状態、意欲の低下、食欲不振に対しては抗うつ剤を使用することで、元気が出て食事も進むようになることがある。

不眠や昼夜逆転が見られることがあるが、このときは睡眠薬を内服すれば、睡眠サイクルが正常化する。

周辺症状に対する治療がうまくゆくと本人の苦痛も軽くなるが、なによりも家族など介護する側の負担がかなり軽減される。その効果は高く、とうてい家族で面倒を見ることができそうになかった患者が、少なくともしばらくの間は自宅で暮らすことが可能になることもある。

認知症に関して医療に役立つことがあるとすれば、周辺症状の治療であるように思う。進行を抑制することはできないとはいえ、医療の役目がないわけではなく、医療機関にかかる意義は大きい。

第2部

認知症治療・予防法の有用性を検証する

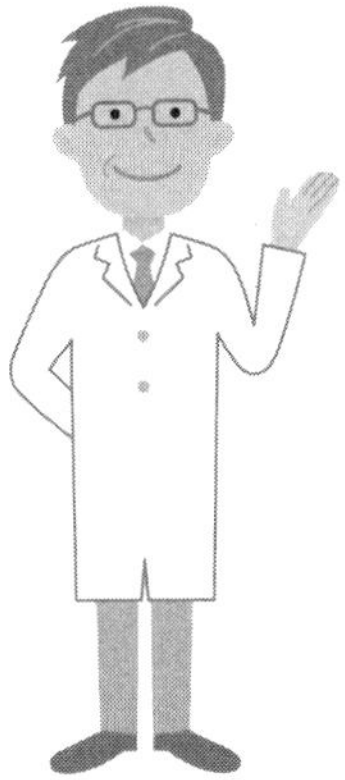

治療効果・予防効果の判定について

認知症に対する治療や予防のための行為が本当に有効なのかどうか、有効だとすればどの程度効果があるのか、どのようにして検証すればよいのだろうか。治療効果、予防効果の検証法が第2部のテーマである。

まず治療効果の検証について考えてみたいと思う。予防効果の検証もほぼ同じように考えればよい。しかし少し異なる点もあるので、予防法の検証に関しては、この章の後半で治療法の検証との違いを説明しようと思う。

なんらかの症状があって、それに対する治療を行い、症状が改善した場合どのように考えればよいのだろうか。一つは治療が有効であったと考えることができる。これが普通の考え方である。しかし、症状が改善したのは自然の経過であって、たまたま治療を行った時期と回復した時期が重なっただけと考えることもできる。

このような症例が1例だけだと判別はできない。しかし、治療した後に症状が改善した例が何例も続けば、その治療は有効と考えることができる。さらに治療を行った例と、治療を行わず自然経過を見た例を何例かずつくらべてみればもっとはっきりする。自然経過を見た例よりも、治療を行った例の方が症状が改善した人数が多ければ、その治療は有効である可能性が高くなる。比較する人数を増やせば、その分だけさらに確実性が増す。

薬の有効性を判定する場合、基本的には先に述べたように、治療を行ったグループと治療を行わなかったグループを作って、その結果を比較する方法を使う。これを比較試験という。

厚生労働省の認可のためには、厳密な計画を立てて大規模な比較試験を行わなければならない。薬の種類によって異なるが、最低でも数百人から、場合によっては数万人規模の被験者を集める。これを「大規模比較試験」という。

被験者を二つのグループに分け、一方のグループには薬を投与し、もう一方のグループには薬を投与せず経過を観察するが、このとき被験者をどちらのグループに入れるかは、無作為に決めなくてはならない。つまり、意図的に薬を使うグループに入れたり、使わないグループに入れるようなことがあってはならない。これを「無作為試験」という。さらに、無作為試験ではグループを構成する人の特性をそろえる必要がある。つまり片方のグループに女性が多いとか、片方のグループには高齢者が多いなどという偏りがあってはならない。年齢、性別、持病の有無など、治療効果に影響を及ぼす可能性のある因子が、できるだけ同じになるようにグループを作らなければならない。

次に大切なのは、計画を立てた後に治療を開始した症例のみが、データとして有効であるということである。これを「前向き試験」という。たまたま過去に同じ治療を行った症例があっても、その結果を試験のデータとして使ってはならない。それは例えば、治療が有効であった例ばかりをデータに入れてしまうなど、都合のよい結果が出るように人為的な操作が可能となるからである。

効果を判定するとき、客観的に数字で評価できる場合は問題ないが、判定に主観が入る場合は、判定を行う人が、被験者がどちらのグループなのか知らないことも重要である。知っていると判定にバイアスがかかるからである。

以上の条件を満たす試験を「大規模・無作為・前向き比較試験」と、呼んでいる。大規模無作為前向き比較試験で薬の有効性が認められて、厚生労働省が認可すれば、医薬品として販売可能となる。

厚生労働省の認可はともかくとして、一般的に治療の有効性を判定する場合も、この方法が使えれば理想的である。しかし、すべての治療や予防法にこの方法が使えるとは限らない。


まず大規模無作為前向き比較試験は多大な費用と、人的資源、時間がかかる。よほど有用性が期待できるような治療や予防法に対してでないと、簡単には実施できない。

大規模でなく、規模を縮小して、時間を短縮すれば費用は安くてすむが、精度は落ちる。費用と精度の両方が許容できる適切な規模を決めなくてはならない。

さらに無作為比較試験には倫理的な問題が生じることもある。治療が有効であるのか無効なのか五分五分の場合は問題ないが、断定的ではないにしても、かなりの可能性で効果が期待できる場合、治療を行わないグループを作ってよいのかということが問題となる。治る機会をみすみす逃すことになるからである。

無作為前向き試験が難しい場合、次善の方法として後ろ向き調査を行う。これは過去に行った治療例を調査して、治療を行ったグループと行わなかったグループ間での結果の違いを調べる方法である。

このやり方はすでに治療を行っている例を調べるので、費用もかからないし、人的資源も必要なく、なんといっても時間が節約できる。しかし、厳密性に欠けるのが欠点である。

例えば治りそうな人に治療を行い、治るのが難しそうな人には治療を行わなかった傾向があったとすれば、実際よりも効果が高いという結果が出てしまう。このように、後ろ向き調査は様々な人為的なバイアスがかかるため、真実は見かけの結果とは異なることがあり、その結果の解釈には慎重でなければならない。

ただし後ろ向き調査が信頼できないわけではない。その調査単独で全面的に信じてはならないということであって、それ以外のデータや、論理的に納得できるかなど、様々な傍証をあわせて判断すれば有用なことも多い。

予防法の有効性の判定にも、治療の効果判定と同様の考え方を適応できる。ただし、予防法の内容によっては、費用や時間、倫理の問題をクリアできたとしても、現実的に無作為前向き比較試験が難しいこともある。

例えば音楽をよく聴く人と聴かない人で認知症になる率を調べようとした場合、一方のグループには毎日音楽を聴いてもらい、もう一方のグループには音楽を聴かない生活を送ってもらう。これを数年続けて、グループ間で認知症になる割合を算定して、音楽を聴くことの効果を調べるということになる。これが現実的には相当に難しいことは誰にでもわかるだろう。音楽好きな人に何年間も音楽を聴かないようにお願いするのは無理だからである。

もう一つ例を挙げておこう。これも第3部で出てくるが、睡眠の認知症予防効果についてである。睡眠が十分にとれている人と、不眠傾向のある人で認知症発症に違いがあるかどうか調査する場合、意図的に睡眠を十分に取るグループと、短時間しか睡眠を取らないグループを作らなければならないが、これは現実的には相当難しい、というよりも不可能である。

さらに二つの予防法があった場合、同一人物ではその二つを分離できない場合、比較試験が難しいことがある。例えば、文章を書くのが好きな人は、ほぼ例外なく本を読むのも好きである。このとき文章をよく書く人が認知症になりにくいという結果が出ても、必ずしも文章を書くこと自体に予防効果があるとは限らない。もしかしたら本を読むことが認知症を予防しているかもしれないからである。

ということで予防法の検証に関しては、無作為前向き比較試験を行うことは困難なことが多い。後ろ向き比較試験にならざるをえないが、それすら難しいこともあり、論理的な整合性など別の判定因子を組み合わせて推測するしかないこともある。このことを念頭に予防法の妥当性を考えなければならない。

予防法や治療効果判定の指標について

治療や予防法を行った結果、どの程度改善したかを評価する指標を何にするかが次なる問題である。客観的に示すことができる指標があれば一番よい。数字で示すことができれば理想的である。どうしても客観的評価が難しい場合は、主観的評価にならざるをえない。例えば高血圧治療薬の効果を示す指標は血圧であるが、これは数字で示すことができる。糖尿病治療薬も血糖値として数値で表すことができる。専門的な話になるが、HgA1c

という数字の指標がある。

胃腸薬の場合、内視鏡などの検査で異常所見を認めた場合は、その所見の変化を画像的にくらべることができるので、ある程度客観的な指標といえる。しかし、胃腸症状はあっても内視鏡では異常所見がない病態もある。例えば機能性ディスペプシアという疾患は腹部不快感や腹満感があるが、内視鏡を行っても所見がない。このようなときは効果を数値で示すことができず、本人に症状の変化を聞いて判断するしかない。つまり主観的な指標ということになる。

うつ病の場合も、薬の効果判定の指標は患者の主観に頼らざるをえない。患者に症状の程度を数値で示してもらい、その数値の変化を指標とする工夫がなされているが、この数値自体が元々患者の主観が根拠なので、客観的指標とはいえない。疑似客観的指標である。

認知症の場合はどうであろうか。認知症の診断で大切なのは、家族や親しい友人など身近にいる人の評価である。ということは治療効果の判定も、この人たちの主観的評価に頼らざるをえない。あとは医師との面談で記憶力、理解力などの変化を調べるが、これも客観的評価とはいいがたい。比較的客観的な評価法として高次脳機能テストはある。先に述べた、長谷川式簡易知能評価スケール、ＭＭＳＥ(Mini-Mental State Examination)などを行って、症状の変化を数値で示すことは可能である。しかし、これにしても検査を施行する人の主観が入りこむ余地がある。

主観的な評価の要素が入り込む判定が信頼できるかどうかは、判定基準をどの程度統一できているかに掛かっている。個人の恣意的な判断が入らないように比較試験をデザインしておかなければならない。

その比較試験結果を利用して、行うべき治療や予防法を選択する場合に大切なのは、これらの評価法の違いを理解し、効果を評価するのにどのような指標を使ったのか確認しておくことである。

これからこの本で述べる認知症にならないための予防法の評価は、ある程度主観的にならざるをえない。しかも評価基準を統一することが難しいこともある。しかしながら、できるだけ様々な視点から検討し、論理的にも納得できることを述べたつもりである。さらに、その根拠についてもできるだけ示すようにした。

私としては、これから述べる予防法は間違っていないと考えており、自分でも実践している。これを読んでいただいた皆様に全部を実行するよう求めるつもりはないが、納得できることがあれば、ぜひ実践していただきたいと思う。自分で納得できないことは、やりはじめても続かないからである。

因果関係と相関関係

認知症の治療や予防法の有用性を判断する場合、理解しておくと役立つことがある。それは「因果関係」と「相関関係」の違いである。知っておけば新たな予防法を提案されたとき、その是非を自分で考える助けになる。知らなければ、それを勧める人の統計のマジックに惑わされ、間違った判断を下すことになりかねない。この章では因果関係と相関関係の基本的な知識について解説する。

ある事象Aが起こった後に引き続いて必ず事象Bが起こる場合、AはBの原因であり、因果関係があるという。

それに対し事象Aが認められるとき、同時に事象Bが認められた場合、相関関係があるという。このとき、事象Aは必ずしも事象Bの原因とは限らない。事象Aと事象Bに共通の原因Cがあって、Cが起こったときに、事象Aと事象Bが同時に起こったという可能性があるからである。

相関関係を証明するのは比較的簡単である。事象Aと事象Bの増え方と、減り方が同じ傾向があることを調査して、統計的に有意差があることを示せばよい。

因果関係を証明するのは、相関関係の証明にくらべてはるかに難しい。事象Aに引き続いて事象Bが起こったとしても、事象A、事象Bを両方とも引き起こす未知の原因Cが存在する可能性を完全に否定することはできないからである。

相関関係はあるが、因果関係はない場合とは、例えば次のようなケースである。「アイスクリームがよく売れる(A)」と、「遊泳による水難事故が増える(B)」という主張があった場合、これが事実であっても、相関関係であって直接の因果関係ではないと考えられる。つまりアイスクリームが売れたから水難事故が起こったわけでなく、「夏暑かったこと(C)が本当の原因である。夏暑いことによって、アイスクリームがよく売れ、同時に水遊びをする人が増えたために水難事故が多発したと考えるのが普通であろう。

もう一つ例を挙げておく。この本でもあとで出てくるが、「クラシック音楽をよく聴く人（A）」は「認知症になりにくい（B）」という説である。調査の結果それが事実であったとしても、必ずしも直接の因果関係があるとは限らない。クラシック音楽に認知症予防効果があるのではなく、クラシック音楽をよく聴く人は、同時に「本をよく読む傾向があり（C）」、本を読むことが認知症予防に役立っている可能性もあるからである。

二つの事象の間に因果関係があることを証明するためには、相関関係があることに加え、事象Aに引き続いて事象Bが起こること、つまり事象Aが必ず先行することを示さなければならない。さらに、その相関関係は別の要因に連動して生じているのではないこと、つまり、事象Aと事象Bが、共通の原因Cによってたまたま生じているのではないことも示す必要がある。さらに事象Aのあとに事象Bが起こるメカニズムを、論理的に納得のいく説明できれば説得力がある。

実は因果関係は、100％厳密に証明することはできない。どのように証明しても必ず異議をはさむ余地があるからである。因果関係を証明するためには、多くの事例を集めて統計的に解析するが、通常統計的に95％以上の確率で蓋然性を示すことができれば、一応因果関係があるとしている。

もう一つ押さえておかなければならない大切なことは、因果関係が証明できないからといって、必ずしも因果関係がないわけではないことである。証明できないということは、因果関係があるかどうか不明であるということである。将来もっと調査が進めば、因果関係を証明できるかもしれないし、いつまでたっても証明できないかもしれない。

単なる相関関係でしかないことを、あたかも因果関係であるかのごとく思い込んで、間違った判断を下さないよう注意しなければならない。

第3部　認知症を予防するための生活習慣

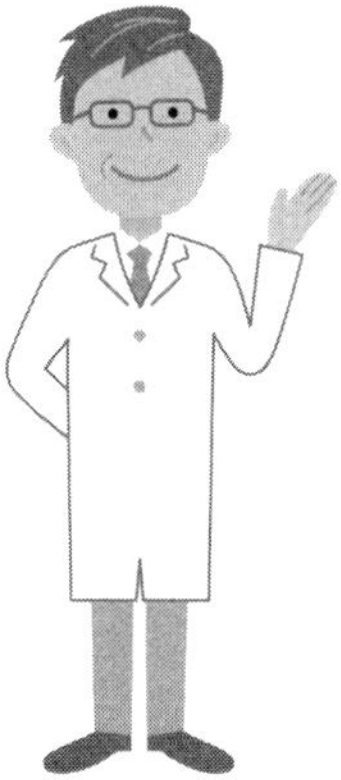

脳を使う

まず誰が考えても認知症予防になるだろうと納得できる習慣は、脳を使うことであろう。人間の体はどの部分でも使わなければ衰える。最も顕著なのは筋肉である。歩かなければ足の筋肉は見る見るうちに衰えてしまう。高齢者の場合は、3週間も入院してベッド上の生活が続くと、元の状態に戻すのに2、3か月のリハビリが必要となる。若い人でも、骨折して6週間ギブスで固定すると、取り外したとき、筋肉が一回り細くなっているのはよく経験することである。

脳も例外ではなく、使わなければ衰える。ただし筋肉と違うのは、脳の場合は使わなくてもすぐに自覚できるほどの衰えがはじまるわけではない点である。場合によっては、脳を使わないことによる影響が判明するのに、何十年というレベルの期間がかかる。

脳を使わなくても差し迫って生活に困るほどの支障が出るわけではないので、つい油断してしまう。脳の機能が衰えるにしても、何十年も先のことで、今日くらいサボっても大勢に影響はないだろうと考えてしまう。

しかし、その何十年はあっという間にやってくる。そして、そうなったときはもう手遅れである。筋肉の場合は衰えても訓練によって復活するが、脳はいったん機能が衰えると回復が難しい。神経細胞は基本的に再生しないからである。

つまり、早いうちから継続的に脳を使う習慣と努力が大切ということになる。それでは早いうちとはいつ頃なのか。小学校に入学してから大学を卒業するまでは、一応勉強をしているので、脳を使っているとしてよい。特に受験をする中学生、高校生は相当に脳を使っているはずである。

就職して研修期間は、必要な知識や技術を習得しなければならないので、相当に脳を使わなければならない。研修が終わっても、新人のうちは次々と新たな経験をするので、それなりに脳を使うことになる。

仕事に慣れて中堅になった頃が要注意である。慣れたことをするときは、あまり脳を使わなくてもすむようになっている。逆に言えば、脳をあまり使わなくてもできるようになったとき、熟練したという。仕事で脳をフルに使うようだと、その道の専門家ではないということになる。中堅の頃は組織の中心になって働く立場となり、充実感もあって、しっかり脳を使っていると勘違いしてしまう。

これは実験的にもある程度証明されている。脳の活動を定量的に測定できる機能ＭＲＩを使って、ある課題を行っているときの脳の活動を調べたところ、経験の少ない人の脳が広範囲に活動しているのに対し、熟練した人の脳は一部しか活動していなかった。同じことを何度も繰り返して習熟してしまえば、それ以上続けても脳を使うことにはならないともいえる。脳を使うためには新しいことに挑戦し続けなければならない。

それではどのようなことで頭を使えばよいのだろうか。

まず思いつくのは、認知症予防用に作られたテキストによる脳トレーニングである。略して「脳トレ」と呼ばれて、計算や漢字のドリル、まちがい絵探し、ナンプレ、クロスワードパズルなど様々なタイプの教材が販売されている。これらの問題を毎日少しずつ解くことが、すなわち脳を使うことになるという考え方である。

このような脳トレは、少なくとも短期的には認知機能が向上するという報告がある。イギリスのエクセター大学とキングス・カレッジ・ロンドンが１万９０００人の参加者を対象に実施した調査によると、ナンプレやクロスワードパズルを定期的に行なっている人は、文法的推論と短期記憶を評価するテストで、より良い成績を示したということである。このデータだけでは、長期的にみて認知症のリスクを低減すると断定はできないが、認知症の予防に脳トレが役立つことの傍証にはなるかもしれない。

一方で、「ネイチャー」「ＪＡＭＡ」などの科学雑誌には、脳トレは認知症予防にはほとんど役に立たないという否定的な結果が発表されている。そのうちの一つにアラバマ大学による研究がある。２８３２人の高齢者を対象として、言葉の記憶、問題処理能力を向上させるトレーニングを行ったところ、練習した課題のテストの点だけは上がるが、ほかの認知機能には全く影響しなかったという結果だった。つまり、与えられた課題のトレーニングにはなっても、脳全体の機能向上には有益ではなかったということである。

私は個人的には、脳トレは全く意味がないとまではいわないが、あまり有意義ではないという印象を持っている。たしかに短期的には効果があるかもしれないが、長期にわたって計算や漢字ドリルを続けることは難しいと思うからである。

ナンプレやクロスワードパズルであれば、まだしも長く続けることができるかもしれない。実際趣味として楽しんでいる人も多いと思う。しかし、単純な計算や漢字の書き取りを楽しく続けることのできる人はまれであろう。なぜなら生産性に乏しく、成果が形として残らないからである。つまりやりがいがないということである。

そろばんを習っている人が計算の技術をきわめることや、漢字検定に合格することを目標とする場合は、その成果が認定証として残るし、自分が進歩しているのが実感できる。やはり継続するためには、成果が形として目に見えること、自分が少しずつでも向上していると実感できることでなければならない。さらに自分にとって楽しく感じることでなければ、長く続けることはできない。単純な計算や漢字を書き写すことでは、意欲を継続することは難しいだろう。

それでは具体的には、どのようなことが脳の有用な使い方に該当するのであろうか。まず確実に当てはまるのは、物を作る趣味である。例えば、絵画、彫刻、陶芸、工芸、書道、華道、写真などの美術がこれにあたる。作品が残るし、普通に続けていれば少しずつでも上達する。楽しいかどうかは個人の好みもあるが、興味を持てそうなものを選んではじめてみればよい。成果が上がれば楽しくなるし、楽しくなれば意欲も出てさらに上達する。好循環を生み、継続する原動力になる。

本を読むのもよい。読んだあと何かが形として残るわけではないが、知識が蓄積され、知的能力が向上することは間違いない。本を読むのが楽しくないという人にとっては気が進まないかもしれないが、本来本を読むのは楽しいことである。本を読まなければその楽しさはわからない。気が進まなくても多少無理をして読んでみることを勧める。何冊か読んでいるうちに、自分の好みに合った本が必ず見つかるはずである。

読む本の種類は何でもよい。小説、エッセイ、歴史、哲学、科学など様々なジャンルがあるが、最初は小説やエッセイがとっつきやすいかもしれない。小説を読むのであれば、映画やテレビドラマでも同じと考えがちであるが、脳の使い方はかなり違う。映画やテレビドラマでは何も考えなくても映像がそのまま脳に入るが、本の場合は活字を読んで脳の中でそのイメージを作らなければならない。イメージを作るという作業が脳の中で行われることになる。脳を使うという意味では、映像を見るよりも小説を読む方が有用である。

哲学や科学の本であれば、著者の主張する論理を理解しながら読み進めなければならない。このとき脳の中では、本に書いてある概念を一時的にいくつか記憶して、それらを関連付けながら、著者の論理展開をなぞって組み立てる作業が行われる。そのときに使われる記憶のタイプは、ワーキングメモリーといって前頭葉が担っている。ワーキングメモリーは人間の思考の基盤であり、これを鍛えることによって、認知機能の低下を遅らせることができるはずである。

さらに本を読むことによって得た知識は、脳が様々なことを考えるときの素材となる。人間の脳は、白紙の状態から思考を巡らすことはできない。蓄積された知識の上に思考を積み重ねてゆく。豊富な知識があってこそ、豊かな思考が成り立つのである。これがすなわち脳を使うということに他ならない。

しかしもっとも脳を使うのは、なんといっても文章を書くことであろう。特に人に読んでもらうことを前提とした文章を書くためには、しっかりと脳を使わなければならない。人に読んでもらう文章で一般の人が書くことが多いのは手紙である。最近は電子メールを利用することが増えているが、いずれにしても人に読んでもらえることが、ある程度きっちりとした文章を書こうという動機となる。

日記も悪くはないが、人に読んでもらう前提がなければ自分さえ理解できればよいことになり、きちんとした文章を作るという意欲がやや薄れるかもしれない。

文章を書いてほしいという依頼があったときは、躊躇《ちゅうちょ》なく引き受ける心掛けが大切である。文章の依頼など作家や評論家でもなければめったにないことではあるが、例えば参加しているサークルや職場の会報誌に、挨拶文やエッセイを依頼されることなら誰でもありえるだろう。このときは多少無理をしてでも書いてみることである。自分の書いた文章が印刷物となり、誰かに読んでもらえると思うと、うれしくなってまた書こうという意欲が湧いてくるかもしれない。こんな面倒なことは二度とごめんだという心境になるかもしれないが、やってみる価値は十分にあると思う。

ある程度の文章がたまって、それをまとめて本として出版することができれば理想的である。本を出版するためには、身につけた知識を動員し、必要な情報をリサーチして持てる限りの能力を使わなければならない。脳を使うという意味では、これ以上の行為はないであろう。

囲碁、将棋などのボードゲームもよいと思う。これらは基本的に脳を使うゲームである。何手も先を読んで、その結果をイメージして記憶し、いくつかの候補の中から最善の手を選択する。それを一手ずつ最後まで繰り返すことになる。

将棋や囲碁では1回の勝負を一局と呼ぶ。通常一局は1時間から1時間半程度かかるが、プロの公式戦の場合は数時間以上かかるのが普通である。その間ひたすら考え続けるわけであるから、これ以上に脳を使うことはめったにない。

麻雀もよい。お金を賭ける、ついつい夢中になって徹夜になってしまうなどやや不健全なイメージがあるが、それは麻雀自体の本質ではない。中国が発祥の地であるが、なかなかよく考えて作られた面白く奥の深いゲームである。自分の牌の手作りのみならず、対戦相手の捨てた牌から、相手の手の内を読むときに様々な思考を巡らす必要がある。

コンピューターゲームが有益かどうかは、今のところはっきりしない。一口にコンピューターゲームといってもいくつかのタイプがあり、一律に評価することもできない。さらに同じタイプに分類されるものでも、その難易度は様々である。脳を使うというよりも反射神経や手の運動機能を競うものもあれば、高度な戦略的思考を要するものもある。

コンピューターゲームの中にも、認知症予防に役立つものもあるに違いない。どのゲームが有効なのか具体的に示すことはできないが、一般論でいえば簡単にマスターできるものはダメであろう。簡単にマスターできるということは、すなわち脳をあまり使わなくてよいということに他ならないからである。標準的なレベルの知識もしくは技術を習得するのに、数ヶ月レベルの期間がかかるものであれば有効かもしれない

仕事をしているからといって、必ずしも脳を使っているわけではないことは認識しておかなければならない。仕事の内容にもよるが、先に述べたように手慣れた内容であれば、

あまり脳は使わなくてもすむ。一般的にかなり高度な知識や技術を必要とする仕事であっても、熟達した人であれば脳のごく一部しか使っていない。つまり、知識や技術を習得する過程では脳を使わなければならないが、いったん習得してしまえば、脳のごく一部を使えば仕事をこなすことができるということである。

ただし、常に新しいことに取り組むことが必要な仕事であればよい。例えば作家、研究者、政治家などだが、このような仕事は例外と考えた方がよいかもしれない。一般的には、仕事にいつも新しいことを求めていたのでは、有益な結果を出すことが難しくなるので、十分な収入を得ることができなくなる。生きていくための収入を得るためには仕事をやめるわけにはいかない。脳を使うためには、継続して新しいことを試みることができる趣味を持つことが有用である。

会話、雑談が認知症を予防できる程度に脳を使うのかどうかはわかっていない。会話は脳の活性化に役立つという話もよく聞くが、根拠はない。統計的に調べることが難しいからである。私の個人的な印象としては、寡黙な人がボケやすく、話好きな人がボケにくいということはないように思う。むしろ無駄話をするよりも、1人で本を読んだり、何かを作成する方が脳を使うように思う。

ただし会話をすることに意味がないわけではない。会話、雑談は人間関係や社会とのつながりを維持することに役立ち、社会の中での孤立を防ぐことができる。人間関係はストレスの原因にもなるが、同時に人が喜びを感じる源泉でもある。会話、雑談が認知症の防止になるかどうかは別にして、人生において大いに有用なことは確かであろう。

POINT !
（脳を使う）

脳トレは練習したことだけは上手になるが、一般的な記憶力、理解力は改善せず、認知症予防にはあまり有用でない。脳を使うためにはそれまでに取得した知識や技術だけで容易にできることではなく、新しいことに挑戦し続ける姿勢が大切である。

適度な運動を習慣づける

運動が認知症予防に有効であることは、多くの研究者や専門家の認めるところであり、研究データも豊富である。特に有酸素運動が認知症を予防する効果が高いといわれている。有酸素運動とは、運動に必要なエネルギーを酸素を利用して産生する運動である。具体的には軽度から中等度の負荷のかかる継続して行う運動で、代表的な有酸素運動としてはジョギングや登山、サイクリングなどが挙げられる。数秒間でおわる強い負荷のかかる運動、例えば短距離走、ウエイトリフティング、やり投げなどの投てき種目は、細胞に蓄えられたブドウ糖を使って産生したエネルギーを利用する無酸素運動である。

運動の認知症予防効果に関する研究例を二つ紹介しておこう。

一つ目は、２００１年にカナダで行われた調査研究である。認知症を発症していない高齢者４６１５人を対象に、週に3回以上、歩行よりやや負荷の大きい運動を行ったグループと、それ以下の運動しか行っていないグループにわけて5年間追跡した。歩行よりやや強めの運動ということは有酸素運動ということになる。その結果、運動を週に3回以上行ったグループの方が、認知症発生が有意に少なかったということであった。

二つ目は、ワシントン州シアトルの住民で認知機能障害のない１７４０人の高齢者を平均６・２年間追跡調査した研究である。調査期間中に１５８人が認知症を発症したが、これらの高齢者の特徴を分析したところ、週3回以上の運動習慣がある高齢者は、３回未満しか運動していなかった高齢者に対して、認知症になる危険が60％程度まで減少したという結果が出た。

なぜ運動が認知症予防に有効なのか。そのメカニズムについてはいくつかの理論が提唱されている。

その中から二つほど紹介したいと思う。

まず一つ目は、運動によって脳の神経細胞の成長や再生を促進するＢＤＮＦ（脳由来神経栄養因子）というタンパク質が増えるというデータを根拠としている。ＢＤＮＦは記憶に関連の深い海馬に高濃度で存在し、記憶や学習と関わっている。アルツハイマー型認知症では脳内のＢＤＮＦが低下しているといわれており、これが認知症発症に影響している。海馬でＢＤＮＦが増えることにより、記憶力が維持され、学習能力が向上して認知症を予防できると考えられる。

二つ目は、細胞のオートファジーである。オートファジーとは、細胞内の小器官が自らの細胞成分を取り込んで、加水分解酵素によって分解する現象である。分解されるのは古くなったパーツや老廃物で、分解された素材は新たな細胞内成分を合成したり、エネルギー源として使われる。いわゆる細胞のリサイクルシステムである。

オートファジーの現象自体は１９６０年頃にすでに観察されていた。その分子生物学的なメカニズムについては長い間不明のままだったが、１９９２年からの大隅良典氏のグループによる酵母を使ったオートファジーの研究により、その分子レベルの詳細が解明された。その研究が評価され、２０１６年、当時東京工業大学教授であった大隅良典氏は、ノーベル医学生理学賞を受賞することになる。

認知症に関連した物質でいえば、アミロイドβやタウ蛋白がオートファジーの対象となる可能性があると考えられる。オートファジーによってアミロイドβやタウ蛋白が分解されれば、認知症の発症を遅らせることができるはずである。

だとすれば、オートファジーを活性化すればよいということになる。どのようにすればオートファジーが活性化されるのだろうか。基本的には細胞がエネルギー不足となったとき、細胞成分を分解してエネルギー源とするために、オートファジーが活発になると考えられている。エネルギー不足になるのは、細胞の栄養摂取が不足したとき、もしくはエネルギー消費が過剰になったときである。つまり、断食状態か運動をしているときということになる。

つまり運動によって全身の細胞がエネルギー不足状態となってオートファジーの活動が高まり、アミロイドβやタウ蛋白が分解されて、認知症予防につながるということである。

それでは具体的にはどのような運動を、どの程度行えばよいのだろうか。残念ながら、もっとも効率よく認知症を防止できる運動の種類と程度に関しては、はっきりしたデータはない。過度な運動はよくないだろうし、少なすぎても効果がない。適度な運動としか言いようがないが、どのくらいが適度な運動なのかには個人差がある。はじめに述べたように、有酸素運動がよいといわれているが、無酸素運動を繰り返す方法も悪くないと思う。筋肉を鍛えることも有用であり、ある程度の負荷がかかる運動が好ましい。

時間的な制約もある。いくらよいといっても、運動ばかりするわけにもいかないだろう。普通に考えれば、平均して1日30分から1時間程度、少し息が弾むような運動をするのが妥当なところだろう。

運動の種類は問わないが、長期に継続するためには楽しいと思える運動でなければならない。とりあえず手っ取り早いのはジョギングかウォーキングであるが、単調な運動なのであまり楽しくないと感じる人もいるだろう。

テニスや卓球などの少人数でできる球技が好きであれば、よい選択肢の一つである。水泳は全身運動であり、しかも有酸素運動なのでよいと思うが、プールに行かなければならないのが少し面倒である。野球やサッカーも楽しいが、ある程度の人数が必要なのでクラブチームなどに所属する必要がある。

ゴルフを趣味とする人も多いが、カートに乗ってのプレーではあまり運動にならない。学生ゴルフのように自分でバッグを担ぐことまではしなくてよいが、せめてカートは使わず、全部歩くくらいの心掛けは必要だろう。ただゴルフを頻繁にプレーするのは難しいので、認知症予防のためには運動量がやや足りないかもしれない。

それ以外にも有用な運動はたくさんあるので、好みによって自分で選べばよい。個人的な好みでいえば、登山がおすすめである。坂道を長い時間登り続ける有酸素運動であり、重い荷物を背負って登るので下肢筋力の強化になる。ストックを使えば上半身の筋肉も鍛えることができる。体力に合わせて登る山を選び、自分のペースで登ればどんな年齢でも大抵の山は登山可能である。自然の中に浸ることでストレス解消にもなる。最初に登山装備をそろえるのに若干の出費となるが、その後はさほど費用はかからない。

日本中どこでも山はあるので、やる気さえあれば誰でもいつでも気軽にできるのが利点である。私がいつも登っているのは標高737mの里山で、自宅から歩いて約2時間で頂上に立つことができる。下りに1時間10分掛かるので、全行程は休憩も入れて3時間半ほどである。週に2回登っているので、平均すると1日1時間ということになる。運動量として適切かどうかわからないが10年続けている。

運動の利点は、認知症の予防になること以外に、健康にとって様々なメリットがあることである。

まず生活習慣病の予防、改善に役立つ。生活習慣病とは高血圧、脂質異常、糖尿病であるが、これらの病気は動脈硬化の原因となり、脳梗塞、脳出血などの脳血管障害、心筋梗塞、狭心症などの心疾患を起こす可能性が高くなる。運動することによって生活習慣病が改善すれば、これらの病気を予防することができる。

運動によって骨に振動が伝わることにより、骨が丈夫になって骨粗鬆症を防ぐこともできる。歩行によって膝関節に一定のリズムで圧迫が加わることにより、関節液の循環が促進し、関節軟骨の劣化を防ぐことにつながる。全身の筋肉の強化により免疫機能も高まることも報告されている。これらは間接的に認知症予防に寄与する可能性がある。

もちろん良いことばかりではない。有酸素運動をすると体の中で活性酸素が発生することが知られている。活性酸素は強力な酸化作用によって細胞を傷つける。老化を早め、癌の発生を助長する可能性もある。体の中には活性酸素を除去する仕組みがあるが、大量の活性酸素が長時間にわたって発生すると、除去する機能が追いつかず、細胞は活性酸素に長い時間さらされることになる。オリンピックを目指すようなレベルのトップアスリートは早死にするというデータもあり、それらを根拠に有酸素運動は有害であると主張されたこともある。現在はメリット、デメリットの両方はあるにしても、トータルで考えれば有酸素運動は有益だろうという考え方が一般的である。
とはいっても、過度な運動は避けるのが無難かもしれない。しかしトップアスリートでもない一般の人が仕事の合間にする程度の運動であれば、過度になる心配はまずないので、それほど神経質になることもないだろう。心配ならば、念のために、運動する直前に活性酸素除去作用のあるビタミンCやビタミンEの錠剤を飲んでおけばよいかもしれない。

POINT！
（運動）

運動は脳由来神経成長因子を増やし、オートファジーを活性化することで認知症予防につながる。毎日30分から1時間程度の有酸素運動を習慣づけることが大切である。自分の好みの運動でよいが、登山がおすすめである。

過不足のない良質な睡眠

　質の良い睡眠を十分な時間とることは、認知症予防のみならず、体の健康のためにも大切である。

　ヒトをはじめとする高等動物だけでなく、多くの脊椎動物は睡眠をとることが知られている。特に哺乳類と鳥類については生存のためには睡眠は必須で、長時間にわたる断眠は身体の不調のみならず、生命の危険につながる。

　しかし睡眠がなぜ必要なのか、そのメカニズムについてはよくわかっていない。睡眠は脳が正常に機能するために重要であることは間違いないが、脳以外の身体の機能にも影響することが最近の研究でわかってきた。脳組織を持たない刺胞動物であるヒドラにも、脊椎動物の睡眠にあたる状態があり、これを機械的刺激によって阻害すると細胞分裂が抑制されることが観察されたのである。人間でも睡眠不足は免疫機能の低下を招き、代謝を妨げることにより、体重増加や生活習慣病になるリスクを増大させるともいわれている。

とはいえ、睡眠不足がもっとも影響するのはやはり脳組織である。覚醒時には様々な有害物質が脳に蓄積するが、これらの物質は神経細胞を損傷する。脳の健康を守るため、脳にはこれら有害物質を除去する仕組みが備わっており、この仕組みが働くのが睡眠中であると考えられている。睡眠時間が不足したり睡眠の質が悪いと、有害物質が十分に除去されず翌日まで持ち越すことになり、次第に蓄積してくる。それによって神経細胞が破損し、神経のネットワークの伝達が阻害されて認知機能の低下につながる。

それでは十分な睡眠時間とはどのくらいの時間なのだろうか。また、良質な睡眠とはどのような睡眠で、それはどうやって判定するのだろうか。

適切な睡眠時間は年齢によって異なり、一般に高齢になるほど睡眠時間は短くなる。10歳代の頃は8時間以上の睡眠が必要であるが、中年以降は7時間前後が適切な睡眠時間と考えられている。高齢になると早く目が覚めるようになり、6時間以上寝るのは難しいという人も多いが、個人差もあり、何歳になっても10時間くらい眠らないと足りない人もいる。

約８０００人のイギリス人を対象に、50歳から25年間、睡眠時間と認知症発症の関連を追跡調査した研究では、睡眠時間が6時間以下の人は、7時間眠る人とくらべ、認知症の発症率が30%高かったと報告されている。その他の調査研究でも6時間から7時間くらいの睡眠時間が最も認知症発症が少なかったという報告が多い。

睡眠の質は、脳波でモニターしながら寝てもらい、その波形を解析することで判定できるが、日常生活でそれを行うことは現実的でない。というよりそこまでしなくても判定は簡単である。それは、起床時から夜寝るまでの状態によって判定するのである。

起床時にスッキリと目が覚め、昼間に眠気や頭がぼーっとすることがなければ、睡眠の質は良好と判断できる。逆に、夜の睡眠時間が足りているにもかかわらず、起床時にスッキリと目が覚めず、昼間にうとうとしたり、30分以上昼寝が必要なら睡眠の質が悪いと判断する。

十分な睡眠時間が取れない場合や睡眠の質が悪い状態を、『不眠症』という。不眠症は次の四つのタイプに分けられている。①入眠障害、②中途覚醒、③早朝覚醒、④熟眠障害の四つである。①~③は本人に自覚があるが、④の熟眠障害は睡眠時間としては足りていることもあるので、自覚していない場合もある。

この中でもっとも多いのは入眠障害で、いわゆる寝付きが悪いタイプである。中途覚醒は夜中に何度も目が覚めて、しばらく眠れない状態で、早朝覚醒は起床予定の時間より早く目が覚めてしまう状態である。熟眠障害はいわゆる眠りが浅い状態である。本人としてはしっかり寝ているつもりなのに、朝眠くて起きられない、昼間眠くて困ると感じることが多い。

いずれにしても、何らかの方法で改善する必要がある。まず生活習慣の見直しを行う。例えば寝る前にスマートフォンやテレビを見ない、寝る少し前に入浴する、朝は同じ時間に起きるなどである。運動をする、長時間の昼寝をしないことも有効である。

生活習慣を見直しても眠れない場合は、睡眠薬を内服すればよい。最近の睡眠薬は副作用も少なく、効きすぎて朝起きにくいということもない。依存性はあるが、やめることができないわけではない。たとえ依存しても、別に依存すること自体が悪いわけではないので、長期間飲み続けても問題はないように思う。

数年前から従来の睡眠薬とは作用機序の異なる薬も利用されるようになった。より自然な睡眠を誘発し、依存性もないので、依存するのが嫌ならこちらを選んでもよい。効き方に個人差が大きく、飲んでも眠れない人や、効きすぎて昼間まで眠気を持ち越す場合があるのが欠点であるが、選択肢の一つである。

睡眠薬を常用すると認知症になりやすいという流言があるようだが、決してそんなことはない。むしろ睡眠薬を怖がって飲まずに、十分な睡眠が取れない方が認知症になりやすいように思う。睡眠薬なしで眠ることができればそれに越したことはないが、過剰な量になるのを注意さえすれば内服しても特に問題はない。

熟睡できない場合、つまり睡眠の時間は足りているはずなのに、十分に眠ったような感じがしない場合に注意しなければならない病気がある。『閉塞性睡眠時無呼吸症候群』である。睡眠中に後咽頭の空気の通り道が狭くなり、数十秒間の呼吸停止を繰り返す病態である。血中の酸素が足りなくなり、動脈血酸素飽和度が大きく下がる。脳の酸素も足りなくなるので熟睡感がなくなる。昼間の眠気やふらつきを生じることも多い。睡眠障害による影響に加え、脳の酸素が欠乏することにより認知症の原因になる可能性がある。いびきのある人はなりやすいので要注意で、年齢とともに増えてくる。重症の場合、1分間に50回以上呼吸が停止し、動脈血酸素飽和度が70％くらいまで下がることもある。正常の動脈血酸素飽和度は95％以上である。心臓にも負担がかかり、突然死の原因になるともいわれている。

閉塞性睡眠時無呼吸症候群は検査で診断できる。脳波や動脈血酸素飽和度をモニターしながら睡眠中の無呼吸の回数、持続時間を測定するため、通常一泊入院が必要であるが、脳波を省いた簡易検査であれば自宅で簡単にできる。呼吸器内科、耳鼻咽喉科、睡眠障害の診断治療を行なっている神経内科などで検査を受けることができるので、疑わしい症状のある人は相談してみるとよい。

閉塞性睡眠時無呼吸症候群であることがわかったら治療を受ける。治療はマウスピースとＣＰＡＰ（持続陽圧呼吸法）である。マウスピースは寝るときに口腔内に装着して、下顎を前方に出すように固定することにより、気道を拡げることができる。ＣＰＡＰは、鼻を覆うマスクを装着して陽圧をかける機器をつなぎ、空気を気道に押し込む治療法である。効果が確実なのはＣＰＡＰであるが、機器をレンタルしなければならない。健康保険が使えるが、毎月４０００円程度の費用がかかる。

閉塞性睡眠時無呼吸専用のマウスピースは歯科で作ってもらう。作ってしまえば以後費用はかからないが、効果が十分でなく、無呼吸の回数が3分の1くらいになるのが限度である。閉塞性睡眠時無呼吸症候群が治癒する可能性は低く、生涯にわたって治療を継続する必要がある。

POINT！
（睡眠）

過不足のない良質な睡眠は認知症予防にとって極めて重要である。不眠傾向がある場合、起床時間を一定にする、寝る前にスマホを見ない、入浴時間の調整など生活習慣の見直しによって睡眠が改善しなければ、睡眠薬を内服すればよい。

バランスの良い栄養摂取

栄養に関しては、どのような食事が認知症予防に有効なのか、無作為大規模前向き比較試験によって証明することはほぼ不可能である。認知症予防に有効と考えられる栄養素があったとして、その栄養素を摂取するグループと摂取しないグループに分けて、長期にわたって調べることが難しいからである。そもそも特定の食べ物を長期にわたって食べ続けさせることも難しいし、食べないようにすることもできないであろう。

このような場合には、後ろ向き試験とならざるをえない。例えばアンケート調査でどのようなものをよく食べるか調査し、食べ物によって認知症発症に差があるかどうか調べる方法である。

あとは地域によって認知症発生に差があるかどうか調べる方法がある。食習慣は地域、国によって違いがあるので、その違いが認知症発生にどの程度影響しているかを調べるということである。

例えばヨーグルトをたくさん摂取する習慣のある地域と、そうでない地域で認知症の発生頻度を調べ、ヨーグルトを食べる習慣のある地域に認知症の発生が少なければ、ヨーグルトに認知症予防効果があるとするわけである。ただしこの方法での結果は慎重に解釈しなければならない。ヨーグルト以外の食習慣が同じであれば、認知症発症率の差はヨーグルトによるものと判断してもいいだろう。しかし、通常はその他の食習慣も異なるので、ヨーグルト以外の食習慣が認知症発生に関与している可能性もあり、判断するのが難しいからである。

以上のように様々な難しい問題があるが、いろいろな方面からの傍証を総合的に解析し、理論的にも納得できる、栄養に関する現在の考え方を述べてみたいと思う。

基本的な考え方としては、「すべての栄養素が不足しないように、かつ過剰にならないように気をつける」ということにつきる。すべての必要な栄養素を過不足なく摂取できれば理想的であるが、これはあくまで理想であって実際には難しい。できるだけいろいろな種類の栄養素が含まれた食物を万遍なく食べるというのが現実的な対処であろう。

古くから6大栄養素という概念が知られている。6大栄養素とは、①炭水化物、②タンパク質、③脂質、④ビタミン、⑤ミネラル、⑥食物繊維である。最初の三つは特に大切で、3大栄養素ともいわれる。これらの栄養素は健康維持のために必須で、すべてを適切な量摂取しなければならない。

問題はどの程度が適切な量かということである。日本栄養学会では、適切な1日摂取量の基準を示している。炭水化物の摂取量は1日の総摂取カロリーの50〜65％が適量とされている。エネルギー必要量は年齢、性別、身体活動量によって変わってくるが、成人で普通の生活をしている人で2000キロカロリー程度だとしたら、炭水化物の標準的な1日摂取量は250 gから320 gということになる。

炭水化物とは糖質のことで、その代表は米や小麦の主成分であるブドウ糖である。そのほか果糖、ガラクトースなどがある。果糖は果物に多く含まれる。ガラクトースとブドウ糖が結合した2糖類である乳糖は乳製品に含まれる糖である。砂糖はブドウ糖と果糖が結合した2糖類である。

脳はエネルギー源としてブドウ糖しか利用できないので、最終的にはブドウ糖が必要である。しかし果糖やガラクトースも、体内で代謝されてブドウ糖に変換されるので、摂取する糖質の種類は何でもよい。果糖は動脈硬化を促進する作用がブドウ糖より強いといわれていたが、その真偽はあきらかでなく、あまり気にするほどではないと思う。

ブドウ糖が不足すると脳が正常に機能しなくなる。以前ダイエット目的で糖質制限食が流行したことがある。極端なケースでは炭水化物を全く摂取しない方法が提案された。この方法を行った人の中に体調を崩す人が多く出たため、多少の炭水化物は必要であると見直された。その後は体調を崩す人は少なくなったが、長期的にみて決してよいはずはないという意見もあって、最近は下火になったようである。

長時間の絶食状態は好ましくないが、持続的に糖質を負荷する状態もよくないといわれている。運動の章でも述べたが、ある程度の時間、糖質が不足する状態があった方が、オートファジーが働くからである。オートファジーで細胞内の老廃物が除去されることにより、アミロイドβなどの有害物質の蓄積を防ぐことができると考えられている。はっきりした結論は出ていないが、5、6時間の絶食がよいのではないかという意見がある。

また、一度に大量の摂取も好ましくない。大量に炭水化物を摂取すると、食後に血糖値が急激に上昇しやすい。持続的な高血糖よりも、スパイク状に高血糖、低血糖を繰り返す状態の方が血管を損傷しやすいといわれている。

以上のことを総合的に考慮すると、炭水化物に関しては、1日3食で、間食をしないのが最良と考えられる。

タンパク質の必要摂取量は成人男性で1日60～65g、成人女性で50g程度とされている。タンパク質はアミノ酸が重合したものである。食事で摂取したタンパク質は、消化管の中でアミノ酸に分解されて小腸から吸収される。

アミノ酸は20種類あり、タンパク質合成のためにはすべて必要である。人体ではそのうち11種類は他のアミノ酸から酵素により変換して作ることができる。つまり代替えが効くが、残りの9種類は代替えが効かない、この9種類を必須アミノ酸という。必ず食事で摂取する必要がある。ただし通常これを意識する必要はなく、通常に食事を摂取していればば、アミノ酸が不足することはめったにない。

ただし植物性タンパク質は、動物性タンパク質にくらべ必須アミノ酸が少なめで、動物性タンパク質を摂取しないと必須アミノ酸が不足する可能性がある。肉の嫌いな人は魚で構わないので、ある程度の動物性タンパク質は摂取しなければならない。

アミノ酸のバランスだけを考えれば動物性タンパク質が理想的だが、そればかりだと動物性脂肪が過剰になりがちとなる。大豆製品、ナッツなどの植物性タンパク質もバランスよく摂取するのがよい。

タンパク質はエネルギー源にもなるが、最も重要な働きは、筋肉、骨格などの身体を構成する成分、酵素、ホルモン、細胞内小器官など、身体の機能維持のために必要な様々な成分の原料となることである。

これら体を構成する成分は、古くなったら分解されて常に新しく作り替えられている。つまりその原料となるアミノ酸の供給が休むことなく必要ということである。毎日の必要摂取量は最初にも述べたが、通常の体格の大人では60ｇ程度になる。毎日必ず摂取しなければならないというわけではないが、長期間にわたって不足すると体調に何らかの不具合が起こる。筋肉も衰え、骨ももろくなる。

注意しないといけないのは、肉を毎日60ｇ摂取すれば足りると勘違いしないことである。肉の成分で最も多いのは水で、重量の60％以上を占める。タンパク質と脂質がそれぞれ20％前後である。つまり肉だけで必要タンパク質を摂取するためには、３００ｇ食べなければならない。もちろん肉だけでなく、魚や卵、大豆製品、牛乳などにも豊富に含まれているので、これらを取り合わせて必要タンパク質量を確保すればよい。

脂質には中性脂肪、リン脂質、糖脂質、コレスレロールなど様々な種類がある。これらの脂質は、タンパク質とともに細胞膜や細胞内小器官などの細胞構成要素、ステロイドなどのホルモンや酵素を作る材料になり、生命を維持するためにきわめて重要な役割を担っている。

エネルギー源としても使われる。炭水化物やタンパク質が１ｇ当たり４キロカロリーであるのに対し、脂質は１ｇあたり９キロカロリーの熱量を産生するので効率がよい。

脂質を形成する主要な成分が脂肪酸である。脂肪酸には飽和脂肪酸と不飽和脂肪酸がある。

飽和脂肪酸は牛肉や豚肉などの動物性脂肪に多く含まれ、常温では固体状である。ＬＤＬコレステロール値を上昇させる作用があり、過剰な摂取は動脈硬化を促進する。

不飽和脂肪酸は植物性油や魚の油に多く含まれ、常温では液体状である。ＬＤＬコレステロール値を下げる働きがあり、動脈硬化を予防するといわれている。

ということで不飽和脂肪酸、つまり植物性油や魚に含まれる脂肪を主体に摂取するのが好ましいと考えられる。ある程度は飽和脂肪酸も必要であるが、これは牛肉や豚肉を普通に食べていれば十分に足りるので、料理には植物性油を使うとよい。

通常スーパーマーケットなどで売られている食用油は、常温で液体の植物性油なので、普通に買って利用すれば問題ない。ただし不飽和脂肪酸にもいくつかの種類があるので知っておくとよい。

大きく分けると、

・オメガ３系脂肪酸
・オメガ６系脂肪酸
・オメガ９系脂肪酸

この３種類である。
オメガ３系脂肪酸の代表は α リノレン酸である。これは体内で合成することができず、食物から取り入れなければならない必須脂肪酸である。えごま油や亜麻仁油、青魚に多く含まれる。

オメガ6系脂肪酸の代表はリノール酸で、これも必須脂肪酸である。コーン油や大豆油に多く含まれる。

オメガ9系脂肪酸の代表はオレイン酸で、オリーブオイルの主成分である。

オリーブオイルは地中海沿岸諸国で多く産生、消費され、以前から健康長寿によいといわれている。もちろんオリーブオイルがよいのは間違いないが、他の不飽和脂肪酸と比較して特段優れているというわけではない。いろいろな脂肪酸をバランスよく摂取することが大切である。

脂質の必要摂取量は1日40～60gが目安である。肉や魚、炒めもの、揚げ物などを普通に食べておけば不足することはないので、さほど神経質になることはない。むしろコレステロールが高くなるのを気にして油物を控えると、脂肪が不足する可能性がある。そもそも不飽和脂肪酸はLDLコレステロールを下げる効果があるので、植物性油を控えるのは理にかなっていない。

ビタミンが健康にとって大切であることは、多くの人が認識していることだと思う。ビタミンは炭水化物、タンパク質、脂質の代謝に必要な栄養素である。

さらにいくつかのビタミンには強力な抗酸化作用がある。細胞が機能するためのエネルギー産生には酸素が必要であるが、その過程で活性酸素が生じる。活性酸素には毒性があり、細胞の機能を阻害して場合によっては細胞死をきたす。これを酸化ストレスといい、この酸化ストレスを解消する作用を抗酸化作用という。

脳は特に酸素の消費が多く、大量の活性酸素が産生される。この活性酸素を迅速に除去しないと、酸化ストレスによって神経細胞が損傷を受け、将来の認知症につながると考えられる。ビタミンの中にはその抗酸化作用によって、活性酸素を中和することができるものがある。

現在知られているビタミンは、脂溶性ビタミン4種類(ビタミンA、D、E、K)と、水溶性ビタミン9種類(ビタミンB1、B2、B6、B12、C、葉酸、パントテン酸、ナイアシン、ビオチン)の計13種類である。これらの中で、特に抗酸化作用が強いのは、ビタミンA、C、Eであるが、最近ビタミンB群にも抗酸化作用があることがわかった。

多くのビタミンは体内で産生することができず、毎日食事から摂取する必要がある。肉、魚、穀物などにも含まれているが、最もビタミンが豊富なのは野菜である。生野菜、緑黄色野菜を少量でよいので、コンスタントに摂取しなければならない。

大切なのはすべてのビタミンが必要ということである。足りないビタミンがあると、充足している他のビタミンも十分に機能しなくなることがある。それぞれのビタミンで必要量は異なるが、万遍なく摂取しなければならない。

食事だけで十分なビタミンが摂取できなければ、ビタミン剤の内服で不足分を補充してもよいが、現在わかっている13種類以外に、知られていないビタミンが存在する可能性もあるので、基本的には野菜、肉、魚、穀物などの食物から摂った方がよい。

食物繊維は穀物やイモ類、野菜、果物などに多く含まれる成分で、消化管の運動を活発にする。糖の吸収を遅らせることにより、食後の急激な血糖値の上昇を防ぐ作用もある。また腸内細菌叢にも影響するといわれている。

食物繊維と認知症との関連については、筑波大学のグループの行った研究がある。この研究では、1985年から1999年の間に栄養調査に参加した40歳から65歳の住民3739人を対象とした。聞き取り調査によって食物繊維の摂取量を調べ、1999年から2020年までの最大21年間にわたって追跡して認知症の発症率を検討した。その結果、食物繊維摂取量が多い上位25%の群は、下位25%の群にくらべ、介護が必要な認知症の発症率が4分の3に減少し、統計的に有意差あったということである。

食物繊維が認知症を予防するメカニズムについては、はっきり分かっていないが、筑波大学のグループは、腸内細菌の構成を改善することにより神経炎症を抑え、認知症を予防するのではないかと推察している。

ミネラルとは、有機物を構成する主な成分である炭素、酸素、窒素、水素以外の元素のことで、無機物ともいう。人体に必要なミネラルはナトリウム、カリウム、カルシウム、鉄、マグネシウム、亜鉛、リンなど全部で16種類といわれている。健康維持のために大切な成分だが、普通の食事をとっていれば極端に不足することはなく、通常そこまで神経質にならなくてもよい。

ただし、不足しがちなミネラルと過剰摂取になりやすいミネラルがあることを知っておいて、意識しておくのはよいことである。不足しがちなミネラルはカリウム、カルシウム、鉄、亜鉛の四つである。特にカルシウムはある程度意識しておかないと不足するので、積極的にカルシウムの豊富な食物を摂ることは大切である。

逆に過剰になりやすいミネラルはナトリウム、つまり塩分である。特に日本人の食習慣は塩分過剰になりやすく、よほど注意しないとつい過剰になってしまう。

ミネラルと認知症発症には直接的な関連はないが、ナトリウム（塩分）の過剰摂取は高血圧、脂質異常を悪化させ、間接的には認知症発症と関連するので、頭の隅に入れておくとよい。

結局最初に述べたように、「すべての栄養素を過不足なく摂取すればよい」ということである。それぞれの栄養素には適切な摂取量があり、足りなくてもダメだが、多すぎてもよくない。認知症予防に有用といわれている栄養素、食品でも、摂りすぎては逆効果になることもある。さらに認知症予防には効果があっても、別の病気には悪影響をおよぼすことがあるかもしれない。これは認知症だけでなく、他の病気でも一般的に広く当てはまる話である。特定の食物ばかり摂取してよいことは絶対にありえない。このことはしっかり認識しておかなければならない。

他の栄養素とのバランスも考えなければならない。例えば、ある栄養素が認知症予防効果を発揮するためには、他の栄養素の協力が必要なこともある。これさえ摂取すれば認知症が予防できるといった話は信じてはならない。

栄養素の必要量はそのときの体の状態によっても変わってくる。何らかの理由で不足した栄養素は多めに摂取しなければならない。脱水状態のときは水分が必要だし、激しい運動をしてエネルギーを消費したときは、短時間でエネルギーを供給できる炭水化物が必要となる。筋肉トレーニングをして体が筋肉増強のモードに入ったときはタンパク質が必要となる。

それではそのときに体に不足している栄養素が何なのか、どのようにして知ればよいのだろうか。現在それを定量的に調べる方法はない。血液検査をすればある程度予測はできるのではないかと思うかもしれないが、簡単にはいかない。例えば血糖値が低ければ、糖が不足していると推察しそうだが、血糖値が低くても体全体で糖が不足しているとは限らない。血中アルブミン(タンパク質の主要分画)の値が低ければ、確かにタンパク質が不足していると推察はできるが、タンパク質の構成成分であるどのアミノ酸が不足しているのかまではわからない。栄養素によってはある程度調べることはできるが、いちいち血液検査をするのも現実的ではない。

それではどうすればよいのだろうか。あまり科学的ではないが、そのときに食べたいと思ったものが、体に不足している栄養素と考えるのが妥当のように思う。先に述べたように、水分が不足すれば喉が渇いて水を飲みたくなる。糖質が不足すれば饅頭が食べたくなる。タンパク質が不足していれば肉が食べたくなる。脂質が不足すれば天ぷらが食べたくなるといった具合である。

つまりそのときに食べたいと思ったものを食べればよいということになる。そんないい加減なことでよいのかと言われそうだが、人間の体は本来そのようにできているのである。脳は体内の環境を常にモニターしており、そのセンサーはきわめて鋭敏である。足りない成分があると摂取を促すよう脳が指令を出し、その成分が含まれた食物を積極的に食べる行動につながる。不足していた栄養素が充足すると、センサーがそれを感知してそれ以上は必要ないという信号を出すことにより、自然と摂取行動が抑制される。

ただしこれには例外もあり、充足しても体の欲求が強い場合、摂取行動が抑制されない場合があるので注意しなければならない。これは甘いもの、つまりお菓子やスイーツで起こりやすい。十分食べても、胃の容量に余裕があれば、欲求に負けてついつい食べてしまう。このことさえ意識して避けるように注意すれば、食べたいものを好きなだけ食べればよい。

心掛けておくべきことは、体に良いといわれているものに考えもなく飛びつかないことである。インターネットなどでよく宣伝している何の根拠もないサプリメントなどは論外だが、科学的に証明されて論文として発表されていることも一応疑ってみた方がよい。

なぜかといえば、相当に権威のある科学雑誌に掲載された論文でも、あとで間違っていたことが判明する場合があるからである。

さらに学説が発表された当時は多くの科学者が認めて通説になっていたことでも、時期を経て二転三転することがある。これは虚偽ではなく、科学的根拠があって広く信じられていたことが、新たな事実が発見されて考え方が見直された結果である。何年かしてやはり元の学説が正しかったということもありえる。こうなると何が正しいのかわからなくなる。

栄養の問題に関しては次のような例がある。以前、卵はコレステロールが多く含まれているので、脂質異常のある人は1日1個程度にしておいた方がよいといわれていたのが、実はコレステロールを下げる成分も含まれているので、制限する必要はないといわれるようになった。しかし最近ではさらに見直されて、無制限に食べるのはやはり好ましいことではなく、1日3個くらいまでが適切だろうということになっている。

体に良いといわれていたものが、何年かたってその説が覆されることも珍しくない。良いといわれていたものが、その後の研究で健康には関係ないことが判明したというのであればまだしも、実は身体に悪かったということもある。あとで身体に悪いとわかっても、それが好きな食べ物であれば仕方ないと納得もできよう。しかし、好きでもない食べ物を、身体に良いと信じて食べ続けた人にとっては納得できる話ではない。費用と健康を返してくれと言いたくもなるであろう。

POINT !
（栄養）

栄養管理は体の健康だけでなく、認知症予防のためにも大切である。基本的にはすべての栄養素を過不足なく摂取することが肝要で、それを踏まえた上で、現実的には、好きなもの、そのときに食べたいと思うものを、過剰にならない程度に摂取すればよい。

生活習慣病の治療

生活習慣病があると認知症になる可能性が高くなるという報告は多い。生活習慣病とは高血圧症、脂質異常(高脂血症)、糖尿病のことである。

以前は加齢により発症、進行するということで成人病と呼ばれていたが、実際には運動不足、過食、飲酒、喫煙、不規則な生活などが原因となって発症すると考えられるようになり、生活習慣病といわれるようになった。生活習慣があまりよくない人でも、これらの病気を発症しない人もいるので、元々なりやすい遺伝的な素因、体質があって、その上に生活習慣の乱れが加わって発症するようである。

一般的に、Aという事象があると、Bという有害な事象が起こりやすくなる場合、AのことをＢを起こしやすくする危険因子」であるという。例えば高血圧があると脳血管障害を起こしやすくなることが知られているが、これを高血圧は脳梗塞の危険因子であるという。生活習慣病と認知症の関連についていえば、生活習慣病は認知症の危険因子であるということになる。

危険因子の危険の度合いを数値で表現するとき、相対危険度、リスク比といった指標を使う。例えばAという異常を持つ人が100人いて、そのうち10人がBという病気を発症し、Aの異常を持たない人では、100人のうち4人が病気Bを発症したとすれば、相対危険度は10÷4＝2・5ということになる。異常Aが病気Bを発症する危険度は、正常の人と比較し2・5倍であるという。もう少し一般の人にわかりやすく、「発症リスク」という言葉を使うこともある。発症リスクは2・5倍と表現される。

中年期に高血圧ある人の認知症発症リスクは、2～10倍といわれている。高血圧の程度が重症化するほど発症リスクが高くなる。糖尿病患者の認知症発症リスクは1・5～3・4倍といわれている。脂質異常に関しては、危険因子となっている可能性は高いが、今のところコンセンサスの得られたデータはないようである。

生活習慣病が、どのようなメカニズムによって認知症発症に関与しているかについては諸説がある。各病気で異なるが、その中で共通しているのは、動脈硬化を促進することにより、脳梗塞を引き起こして神経細胞の脱落を招き、脳血管性認知症を発症するというメカニズムである。

生活習慣病の中で、脳梗塞をはじめとする脳血管障害を起こすリスクがもっとも高いのは高血圧症である。高血圧は特に０・２㎜程度の小動脈を損傷し、ラクナ梗塞といわれる小梗塞をきたすことが知られている。このラクナ梗塞が多発すると、脳血管性認知症をきたす。ただし、高血圧はアルツハイマー型認知症の発症リスクにはならないと考えられており、高血圧が原因となる認知症のほとんどはラクナ梗塞による脳血管性認知症である。

糖尿病は脳血管性認知症だけでなく、アルツハイマー型認知症も起こりやすくなるといわれている。糖尿病はインスリンが不足するか、もしくはインスリンが効きにくくなる病気である。インスリンが効きにくくなる状態をインスリン抵抗性が高くなるという。インスリンの働きは細胞内にブドウ糖を取り入れることなので、インスリンが不足するか、もしくは効きにくくなると、細胞内にブドウ糖が取り込めなくなり、血液中の血糖値が上昇することになる。

糖尿病がアルツハイマー型認知症の危険因子であることを報告した研究に、１９９９年に発表されたロッテルダム研究がある。この研究ではオランダのロッテルダムに住む55歳以上の成人６３７０人を対象として2年間の追跡調査を行なった。この間１２６人が認知症と診断されたが、糖尿病と診断された人の認知症発症率は糖尿病のない人と比較して

２・０倍だった。

日本では久山町研究が有名である。糖尿病の診断ではぶどう糖負荷試験が行われることがあるが、その結果と認知症発症との関連を調べた調査である。ブドウ糖負荷試験では75ｇのブドウ糖を経口摂取した後、２時間後の血糖値を調べた。血糖値１２０㎎未満の正常群にくらべ、血糖値２００㎎以上の群ではアルツハイマー型認知症の発症リスクが３・４倍だった。

糖尿病が認知症発率を高めるメカニズムについてはいくつかの説明がある。

血糖値が高くなると、インスリンを分解する酵素の働きを抑えることにより、インスリンを増やしてその働きを補おうとする。インスリン分解酵素は同時にアミロイドβを分解する働きをもっており、この酵素が低下するためアミロイドβが分解されず、神経細胞の中に蓄積しやすくなるというのが一つの説である。

また、ＡＧＥｓとの関連が指摘されている。ＡＧＥｓとはadvanced glycation end productsの略で、日本語では「終末糖化産物」といわれる。ＡＧＥｓは糖とタンパク質が結合することで産生され、細胞毒性があって老化の原因にもなると考えられている。高血糖が続くとＡＧＥｓの産生量が増え、様々な臓器で組織障害を引き起こす。脳の中では、特に海馬の細胞が影響を受けやすく、認知症発症の原因の一つになっていると考えられている。

　脂質異常は、以前は高脂血症といわれていた。つまりコレステロールや中性脂肪値が高いということであり、これが動脈硬化につながると考えられていた。しかし、コレステロールの中でも、ＬＤＬコレステロールはたしかに動脈硬化を促進するが、ＨＤＬコレステロールは高い方が動脈硬化を起こしにくくなることがわかった。ＨＤＬコレステロールは善玉コレステロールと呼ばれている。つまり、ＨＤＬコレステロールに関しては高い方がよいことになる。このことから高脂血症という病名は不適切と考えられ、脂質異常が使われるようになった。

　脂質異常があると、１㎜以上の太さの動脈にコレステロールが沈着し、動脈の狭窄から閉塞にいたって比較的大きな範囲の梗塞を生じる。これをアテローム血栓性脳梗塞といい、脳血管性認知症につながる。

　以上三つの生活習慣病は、そのメカニズムは違うが、いずれも認知症の発症リスクとなる。認知症を防ぐためには、生活習慣病があれば治療しておかなければならない。

　治療は薬ということになるが、その前に生活習慣の見直しが必要である。基本的には運動と食事の改善である。運動と食事についてはすでに述べた通りである。

生活習慣の改善で十分な効果がなければ、薬に頼らざるをえない。運動や食事療法だけで検査値を正常値にするのは容易ではないが、薬であれば効果は確実である。しかも簡単で時間もかからず誰にでもできる。毎日1回か2回飲みさえすればよい。安易に薬を飲むべきではないという人もいるが、別に安易が悪いわけではない。必要な薬であれば、積極的に内服を考えればよいと思う。

薬の副作用を心配する人もいる。どんな薬でも副作用のリスクはあり、一定の割合で様々な副作用が出ることは確かである。副作用の発生率や発現時期は薬の種類によって異なるが、生活習慣病の治療薬に関しては、何らかの副作用が出るのは2～3％程度のように思う。しかもほとんどの副作用は、内服をはじめて2か月以内に起こり、大抵の副作用は、薬の内服を中止すれば治る。

2～3％を高いと見るか、低いと見るかは人それぞれであろうが、問題は生活習慣病を放置しておいた場合との比較である。薬を飲んで副作用を起こす可能性よりも、生活習慣病を放置して脳梗塞をはじめとする脳血管障害、心筋梗塞などの心血管障害を起こす可能性の方が高ければ、薬を飲む選択をすべきということになる。可能性だけでなく、症状の重篤度も考慮に入れなければならない。薬の副作用で重篤な症状をきたす可能性は極めて低い。しかも先に述べたように、内服中止によってほとんどの症状は改善する。いったん脳梗塞を発症すると重篤な後遺症を残すことも多く、最悪の場合寝たきりになることもある。心筋梗塞の場合は命に関わる。

合理的に考えれば、薬を飲んで早くから治療した方がよいに決まっている。なんとなく薬に頼りたくない、化学的に合成したものは体に悪いはずだなどという非合理的、感情的な考え方は、健康にとって不利益になる可能性が高い。

そもそも自然の中で採取されたものがすべて体に良いわけではない。キノコの中には有毒な種類があることはよく知られている。フグの内臓には致死性の毒が含まれており、食べていけないことは常識である。そのほか摂取して有害な植物、動物をあげればきりがない。

生きていく上で必要な栄養素であっても、細胞や組織にとって有害な影響をおよぼす側面がある。たとえば米や小麦の成分であるブドウ糖は必須の栄養素であるが、先に述べたようにタンパク質と結合してＡＧＥｓとなって細胞毒性を持つ。

タンパク質も重要な栄養素であるが、腎臓に負担がかかる。腎障害のある人はタンパク質摂取を控えなければならない。塩分も生きていくためになくてはならないが、血圧を上昇させ、血管を傷める原因となる。

逆にコレステロールは動脈硬化を引き起こす元凶のように考えられているが、実は体の組織を作るための最も重要な栄養素の一つである。よほどのことがない限り不足しないように遺伝子的にプログラムされている。そのため過剰になりがちで動脈硬化につながることになる。

つまり、すべての食べ物は良い面と悪い面を持っているということであり、これは薬も同じである。薬の場合はこの悪い面を副作用と呼んでいる。このように考えれば、自然に存在するものでも副作用はあるということになる。

ただし、自然に存在して、人類が長期間にわたって摂取していたものは、良い面と悪い面が詳しくわかっており、そういう意味では安心して摂取することができるという利点はある。

人工的に作られたものだからといって体に悪いとは限らないが、新しく作られた薬の場合、いくら念入りに調べたとしてもそれはあくまで短期間の結果である。長期にわたって摂取した場合、もしくは短期間の摂取であっても、ずっと後になって出現する副作用については不明である。そういった観点からすれば、できることなら薬を飲むのは避けたいという気持ちもわからなくはない。

しかし総合的に考えれば、やはり内服治療を行った方が好ましいことは確かだと思う。生活習慣病を放置したからといってすぐに血管障害を起こすわけではないが、60歳を超える頃から影響が少しずつ顕在化してくる。若い人にとっては60歳なんてずっと先の話だと思うかもしれないが、発症してからでは遅い。

成長期、つまり遅くとも20歳を過ぎたら関心くらいは持ち、40歳を過ぎたら治療を開始するのが好ましい。認知症の関連でいえば、アミロイドβなどの原因となる物質は40歳頃から蓄積がはじまり、細胞レベルではこの頃から認知症発症の兆候が見られるからである。認知症発症に悪影響をおよぼす生活習慣病があれば取り除いておかなければならない。50歳を過ぎても生活習慣病を放置しておくことはできるだけ避けるべきである。

生活習慣病の薬は、いったん飲みはじめたら止めることができないといった話を時々聞くことがあるが、決してそんなことはない。生活習慣病は簡単に完治することはなく長期にわたって続くので、結果として長い間内服することにはなる。しかし、なんらかの事情で内服を継続できなくなったときはいつやめてもかまわない。というか、特段の事情はなくても、内服が面倒になってこれ以上内服を続けたくなければやめればよい。ただし、薬の力によって改善した部分は、内服をやめれば飲む前の状態に戻ることは認識しておかなければならない。

たとえば血圧が160㎜Hgある人が、薬を飲んで正常の120㎜Hgまで下がったとする。内服を続けている限りは正常な血圧を維持できるが、中止すると元の160㎜Hgまで上昇する。反動で内服前より高くなることはないので、内服を中止しても元の値に戻るだけである。最初から飲まなかったのと大きな違いはないことになるが、何年かでも内服すればその間は動脈硬化の進み具合が遅くなるので、全く飲まないよりはよいはずである。

糖尿病についても同じで、早期の治療が大切である。以前は糖尿病の初期には運動や食事の管理による治療が中心で、内服治療はすぐには行わなかった。これは糖尿病治療薬は低血糖の危険があったからである。低血糖とは薬の効果が過剰となって血中のブドウ糖濃度が低下することである。脳はエネルギー源としてブドウ糖しか利用できないので、低血糖になると脳の機能が維持できなくなり、意識障害をきたすことになる。

以前の治療薬は確かに低血糖の危険がある薬が多かったが、この20年で低血糖を起こさない薬の開発が進み、内服治療の安全性が格段に高まった。そのため、最近では比較的早期から内服治療を開始する傾向がある。運動や食事の管理など生活習慣の見直しが大切なことは今でも変わりないが、内服治療も早めに開始するわけである。

糖尿病は治らない病気と考えている人が多いが、実は早期に治療すれば治る病気である。最近開発された薬物の中には、低血糖を起こさないだけでなく、インスリンを分泌する臓器である膵臓を保護する働きを持つものがある。内服治療によって膵臓が休息することができ、インスリン分泌機能が回復すると考えられている。早ければ半年もすれば薬なしでも血糖値が上昇しなくなる。つまり糖尿病がいったん治ることになる。生活習慣が変わらなければ、いずれまた糖尿病が再発することになるので、治っている間にしっかりと運動の習慣をつけ、食事の管理を徹底しなければならない。

脂質異常も、生活習慣の見直しで改善しなければ内服治療を行う。ＬＤＬコレステロール値を下げることが目標であるが、どの程度まで下げればよいかは専門家の中でも意見が分かれている。動脈硬化による心血管障害、脳血管障害などの有無によっても目標とするＬＤＬコレステロールの値が変わってくる。明らかな動脈硬化のない人は一応の基準値の中に入っていればよいが、動脈硬化の見られる人、特に心血管障害、脳血管障害の症状のある人はしっかりと下げる必要がある。

POINT！
（生活習慣病）

高血圧症、脂質異常、糖尿病を改善するためには、運動する習慣をつけ、バランスのよい食事を心がけることが大切である。それでも改善しなければ早めに薬で治療すればよい。薬の副作用を恐れて治療しないのは合理的な考え方とは言えない。

歯周病の予防

歯周病の予防も大切である。歯周病とは歯そのものではなく、歯茎と歯の間の歯槽など、歯の周囲組織に発生する疾患である。多くの歯周病はジンジバリス菌などの歯周病菌の感染が原因である。不十分な歯磨きや甘いものの過剰摂取などにより、歯槽に細菌の塊である歯垢がたまると、歯茎、歯を支える骨に慢性的な炎症が起きる。歯茎が赤く腫脹して骨が溶解し、歯が抜け落ちることになる。

歯周病と認知症に関連があるといわれても、意外と感じる人が多いと思う。全く異なる病態であり、何の関連もなさそうに思うが、数年前からこれらの病態の関係が注目されている。

歯周病と認知症に関する研究報告をいくつか紹介しよう。

名古屋市立大学の研究グループが、40名の認知症患者に積極的な歯周病治療、口腔ケアを行ない、認知症の進行を抑制できるかどうかを調べた臨床研究では、積極的に口腔ケアを行なった群で認知症の進行が抑制できたと報告されている。

また同じ研究グループが動物実験による検証も行なっており、歯周病を惹起したマウスでは、慢性炎症が脳内に波及することにより、脳内アミロイドβが増加することを明らかにした。

九州大学の研究グループは、中年マウスにジンジバリス菌を腹腔内投与して、全身のアミロイドβの産生を調べている。その結果、肝臓における白血球の一種であるマクロファージにアミロイドβが産生されることを発見した。他臓器で産生されたアミロイドβが脳内に搬送されるメカニズムもあるのではないかと推察している。

東北大学の研究グループが70歳以上の高齢者を対象に行った調査によると、健常な人の歯が平均14・9本であるのに対し、認知症と診断された人の歯は9・4本であった。また、名古屋大学のグループは、アルツハイマー型認知症の高齢者の歯の数は、70歳以上の健康な高齢者の3分の1しかなかったと報告している。噛むことが脳を活性化させ、認知症を予防できるのではないかと推察しているが、歯の抜ける原因で最も多いのは歯周病であること考慮するなら、歯周病が認知症の原因になったと考えることもできる。

さらに歯周病は認知症だけでなく、糖尿病、腎臓病、脳梗塞、心疾患など全身の様々な病気のリスクを高めることも臨床研究により明らかとなっている。これらの疾患と歯周病が関連するメカニズムについての詳細は主題から外れるので省略するが、いずれも歯周病菌および歯周病菌が産生する毒素が血管に乗って全身に広がることが原因となっている。

歯周病を治療することにより、これらの疾患の発症リスクを軽減することができる。それによってアルツハイマー型認知症だけでなく、脳血管性認知症の予防にも有用であると考えられている。

歯周病が重症化すると大変面倒なことになる。治らないわけではないが簡単ではない。治るとしても結構な時間がかかる。治るまでに脳にも全身にも悪影響をあたえ続けることになる。つまり予防が大切ということになる。

予防の基本は歯ブラシとデンタルフロス、歯間ブラシによる歯、歯周のケアである。歯のケアは虫歯予防ということで大切であるが、もっと大事なのは歯周のケアによる歯周病の予防である。

歯ブラシは、歯と歯茎の間の歯槽にたまった食物残渣や歯垢を取り除くイメージで使うことが大切である。ブラシの先端を歯と歯茎の間に挿入するようにあて、細かく左右上下に振動させて、歯槽の間にたまった異物をかき出すように使う。

デンタルフロス、歯間ブラシを使えば、歯と歯の間の異物や歯垢を取り除くことができる。デンタルフロスは歯間に挿入することができる化学繊維でできた細い糸である。元々は長い糸を適切な長さに切って使っていたが、最近は柄杓型の柄の先端に糸を張ったものが市販され使いやすくなっている。糸を歯間の歯槽まで深く挿入し、そこから歯の側面を擦り上げるように移動させ、歯垢を取り除く。文章だけではわかりにくいが、動画付きで解説してあるWEBサイトがあるので、それを見ていただければやり方がわかると思う。

歯、歯周のケアは毎食後に行うのが理想ではあるが、毎回となるとかなり面倒に感じるし、時間的にも難しいかもしれない。歯周病菌が増殖して悪影響をきたすほどの数になるのには数時間以上かかるので、それまでにケアをすればよい。昼間は水分、固形物を時々口に入れるので、菌が洗い流されることにより増殖が抑制される。菌が増殖しやすいのは口腔内の静的な状態が保たれる深夜である。夜、最後に食べてから寝るまでの間にしっかりと歯周のケアをするのが効率的である。朝食後、昼食後は歯ブラシで普通にブラッシングするだけにして、夜にデンタルフロス、歯間ブラシを使って丁寧に歯垢を取る作業を加えればよいと思う。

歯垢を長く放置すると固くなって歯に強く付着した状態になる。この状態を歯石という。歯石になると通常の方法では取れなくなり、特殊な器具が必要となる。歯科で取り除いてもらうのが一番よい。口腔内のトータルなケアという意味もあるので定期的に歯科を受診することを勧める。3か月に1回の定期受診を勧める歯科医が多いが、先に述べたようなケアを正しく行なっていれば、年に1回程度で十分ではないかと思う。

生活習慣の見直しも大切である。歯周病は糖尿病の原因になりうると述べたが、逆に糖尿病があると感染が治りにくくなるため、歯周病になりやすいこともわかっている。

免疫機能が低下すると細菌の増殖を抑える力が弱くなる。免疫機能が低下するような生活習慣、例えば過労、睡眠不足、運動不足、過度なストレスなどがあれば改善しておくとよい。

喫煙は歯周病のリスクを高める。タバコに含まれる一酸化炭素は組織への酸素供給を妨げるし、ニコチンは血管を収縮して組織の抵抗力を弱めるといわれている。1日に10本以上吸う人は、歯周病になるリスクが4～5倍になるという報告がある。

そもそも歯周病はそれ自体が極めて不快である。重症化すれば痛みも出るし出血もする。口臭も強くなり周りにも迷惑をかける。認知症になりやすいかどうかは別にしても、予防した方がよい。

歯、歯周のケアは、習慣づければそれほど負担に感じることもない。所要時間をトータルしても、1日10分もかからないはずである。この本で述べている認知症を予防するためにすべきことの中では、最も容易に誰でもが実行できることと思う。

POINT！
（歯周病）

最近の研究で歯周病が認知症の発症リスクを高めることが明らかとなってきた。歯周病予防には歯ブラシを正しい使い、デンタルフロス、歯間ブラシによって丁寧に歯垢を取り除くことが必要である。歯科での定期的な口腔内ケアも有用である。

趣味を持つ

趣味を持つ人は、認知症を発生する割合が低くなるといわれている。
40歳から69歳の日本人2万2377人を対象として、1993年から1994年にかけて趣味の有無をアンケート調査し、2016年まで追跡した調査研究がある。期間中に

３０９５人が認知症と診断された。このデータを解析したところ、アルツハイマー型認知症の発症率が、趣味を持たない人にくらべ、趣味がある人で18％、趣味を複数持つ人では22％低下することがわかった。

私の認知症診療の経験からも、認知症と診断した人の多くは趣味を持っていないという印象がある。逆に趣味、特に生涯に渡って継続できるような趣味を持っている人は、かなり高齢になっても脳の機能は衰えていない人が多いように思う。

趣味を持てば、目標ができてそれを実現するために前向きに行動するようになり、意欲が高まって脳が活性化し、認知症予防に役立つようである。ストレスをためないことにも役立つので、それだけでも認知症の予防につながる。

趣味を持つことが認知症予防に有用であることのメカニズムの一つに、βエンドルフインが関与しているという説がある。βエンドルフィンは、快感、満足感、幸福感、高揚感をもたらす神経伝達物質であり、美味しいものを食べたとき、入浴、性行為などの快刺激によって分泌される。というより生存や健康に必要な行為を促すために、βエンドルフインを放出して快感や満足感を生じさせていると考えられる。

ここで重要なポイントは、βエンドルフィンは、自分が好きなこと、楽しいと感じることに熱中しているときに脳の中で増えるということである。βエンドルフィンには、集中力を高め、記憶の定着を助ける作用があるといわれており、これが自分の好きな趣味に熱中することが認知症予防につながるメカニズムの一つと考えられる。ただしβエンドルフィンの認知症予防のメカニズムは単なる仮説に過ぎず、はっきりと証明されているわけではない。参考程度と理解していただければよいかと思う。

同じような作用を持つ神経伝達物質には、その他にドーパミン、セロトニン、オキシトシンなどが知られており、認知症予防作用はこれらの神経伝達物質の複合的な効果によるものと考えられる。

日本では明治の文明開化以降、20歳代の前半までは学校で勉強し、それ以降の青年期、中年期は仕事に打ち込み、60歳を超えて老年期に入ったら引退して何か趣味を持って余生を過ごすのがよい人生の送り方と考えられてきた。仕事が一番で、趣味などにうつつを抜かしていてはよくないというのが一般的な考え方であった。

その風潮は最近まで続いていた。というより、今でもそういった考え方で人生を送る人も多い。平均寿命が70歳前後だった昭和の時代はそれでよかったのかもしれない。しかし、現在平均寿命は男性81歳、女性は87歳で、女性の半分、男性の4分の1は90歳以上まで生きる時代となった。人生１００年時代ともいわれている。

定年してから、人によっては30年以上生きなければならない。そうなったときに趣味がなければ、何の目標もなく無為に人生を過ごすことになりかねない。それが悪いわけではないが、多くの人は何か有益なこと、生きているという充実感を持てることをやりたいと思うはずである。それが趣味ということになる。

趣味の質を向上させて、それでお金を稼ぐことができるようになれば、仕事ということになる。すでに本来の仕事があれば副業といってもよいかもしれない。いずれにしてもお金が入ることになればますますやる気も出るだろう。お金が稼げるということは、世間で認められているということに他ならず、人間の脳は人に認められることで満足感を得て、意欲も維持できるようになっているからである。

趣味は、能動的な趣味と受動的な趣味に分けることができる。能動的な趣味とは、自分で何か作ったり、人前で披露するタイプの趣味である。受動的な趣味とは、見る、聞く、読むなど受け身の趣味である。例えば、文学でいえば文章を書くのが能動的で、本を読むのが受動的である。音楽では演奏するのが能動的で、聴くのが受動的ということになる。美術では絵を描くのは能動的で、鑑賞するのは受動的な趣味である。

能動的な趣味と受動的な趣味の間に優劣の差があるわけではない。教養を深めるためには受動的な趣味の方が優っているが、やりがいを感じるのはどちらかというと能動的な趣味である。できれば能動的な趣味と受動的な趣味を最低一つずつ持っておくのがよい。

どのような趣味を選ぶかはもちろん個人の好みでよいが、一生涯続けようと思ったら、簡単に習得できないことの方がよい。簡単に習得してしまうと、続けるインセンティブがなくなってしまう。少なくとも10年、場合によっては身につけるのに20年から30年くらいかかることの方が結果として続くことになる。

さらに習得する過程で、刻々と自分で進歩を実感できることも大切である。人に認めてもらえることであればなおよい。よほど信念の強い人でない限り、努力が実感できないと続ける意欲を維持できないからである。

このような趣味を一朝一夕に身につけることはできない。定年してから、子育てが終わってから、親の介護が終わったらゆっくりはじめようなどと考えていると、いつのまにかタイミングを逃してしまう。いつはじめても決して遅すぎることはないとはいえ、ある程度の有用な成果を挙げようと思うなら、できるだけ早くはじめた方がよい。

仕事は経済的自立のためにきわめて大切なことであるが、趣味もそれに劣らず重要である。仕事と趣味を2本の柱として人生設計を考えるべきだと思う。長期的に見れば、人生における大きな目標を設定できるという意味では、趣味の方が優先すべきことなのかもしれない。

目標を持って、それを達成するための時間を毎日少しずつでも取るように心がけるとよい。有益なことに時間を使ったということで、1日を無駄に過ごさなかったという充実感が湧いてくる。その実感は、情動を刺激して脳の働きを活性化し、先に述べたような様々な神経伝達物質の放出を促進して、認知症予防につながると考えられる。

POINT！
（趣味を持つ）

音楽の演奏、絵画を描く、文章を書くなど自分の活動で何かを作り出す趣味を、能動的な趣味という。音楽を聴く、絵画の鑑賞、本を読むなどは受動的な趣味である。できれば生涯にわたって続けることのできる能動的な趣味と受動的な趣味があればよい。

社会とのつながり、人との交流を保つ

社会とのつながりを保ち、人との交流を絶やさないことも認知症予防のために大切なことである。社会とのつながりは、仕事を続ける、趣味のサークルや地域のボランティア活動に参加することで保つことができる。社会とつながっていれば、自然と人との交流も絶えずにすむ。

人間関係は鬱陶しい面もあるが、人と接することにより人間は適当な緊張感を保つことができる。その緊張感がなくなると、脳の機能の衰えが早くなり、認知症発症につながる可能性がある。

社会とのつながり、交流と認知症発症についての研究報告を一つ紹介する。

国立長寿医療研究センターの研究グループによる、社会とのつながりの程度と認知症発症の関連について追跡調査を行った研究報告である。

この研究では、65歳以上の1万3984人を対象に、次の5項目と認知症発症にどの程度の相関があるか調べている。

①　配偶者がいる
②　同居家族と支援のやりとりがある
③　友人との交流がある
④　地域のグループ活動に参加している
⑤　何らかの就労をしている

9・4年間の追跡の結果、0〜1項目の人にくらべ、5項目該当する人は認知症を発症するリスクが46%減少していた。4項目該当だと35%、3項目該当でも25%減少していた。

一番容易に社会とのつながりを保つ方法は仕事を続けることである。仕事を続けていれば、一応社会とのつながりは維持できる。仕事は可能な範囲で長く続けるのがよい。可能な範囲というのは、体に過度に負担がかからない程度ということである。あまりに負担が大きく、仕事に大きなストレスを感じる場合は、頃合いを見てやめた方がよいこともある。

しかし働けるのなら、高齢だけを理由に仕事をやめるのは得策とはいえない。仕事を辞めてもいろいろとやりたいことがあれば、そちらに専念するのも一つの生き方である。しかし、その場合でも全く仕事から離れるより、短時間でよいので何らかの仕事を続ける方よい。

仕事を辞めて社会とのつながりが薄くなっても、友人関係やそれまでの人脈が続いていれば人とのつながりは途絶えていないといえる。しかし、仕事をする上でできた人脈が、仕事を辞めてからも続くケースは少ない。多くの場合仕事の切れ目が人脈の切れ目である。

たとえ親しい友人はいなくても、仕事をしていれば何らかの人間関係は維持できる。少なくとも完全に社会から孤立することはなく、形だけでも人間関係が続く。本当に親しい友人でなく、仕事上だけの友人でも差し支えない。多くの場合、友人関係は軽めの方がよい。不都合なことがあれば疎遠になっても差し支えない程度がストレスがない。仕事上の友人は、そういった意味で適度な親密性が保たれているように思う。「君子の交わりは淡きこと水の如し」である。

やはり仕事をやめると孤立する率が高くなる。孤独でも1人の方が気が楽でよいという人もいるが、人間関係のない孤独に長期間耐えることのできる人はそれほど多くないように思う。さらに、孤独な時間を持つことと、孤立してしまうことは違う。孤独は自分で選択した結果のこともあるが、孤立は好むと好まざるに関わらず、いざというとき頼りにできる人がいない状況である。

さらに、仕事をしていると生活のリズムを保ちやすい。決められた時間に出勤するためには同じ時間に起床する必要がある。食事の時間も決まってくる。おのずと規則正しい生活が送れるようになる。

仕事をしなくても規則正しい生活を送ることができればよいのだが、意外と難しいもので、ついついダラダラと過ごして時間が過ぎてしまう。ダラダラと過ごすこと自体が必ずしも認知症につながるわけではないが、精神衛生上よくない。認知症発症という観点からも悪影響となる可能性はあるように思う。

仕事を辞めて急に社会とのつながり、交流関係が疎遠になるのは、特に男性の場合に顕著である。定年した途端に他人との付き合いが途切れ、何もすることがなく家に引きこもり、数年後に認知症を発症して家族に連れられて医療機関を受診するケースも珍しくない。このようなケースを見るたびに、仕事を辞めることは認知症発症のリスクを高めることを実感する。

ただし仕事を辞めるのを先延ばしにしても、多くの人はいつかは定年となる。自営業であれば自分の思うままに仕事を続けることもできるが、会社勤めではそのようなわけにはいかない。定年で仕事を辞めたあと、社会とのつながりを保つ手段としては趣味のサークル、地域のボランティア活動などが考えられる。また収入だけが目的でない自分のやりたい仕事に改めてつくのも悪くない。

仕事にしてもボランティア活動にしても、何らかの形で社会にとって役立っているはずである。誰かのために役に立っているという実感は、意欲を高めることにつながる。意欲を高めておくことは、脳の機能を維持するために極めて重要なことである。

個人の趣味が社会のために役立つことはまれかもしれないが、その趣味に関連するサークル活動に参加すれば多くの人と交流し、新しい情報が入りやすくなる。人間の脳は時々新しい情報で新鮮な刺激を与えないと活発に働かなくなる。人との交流によって新たな刺激が入ると、脳が活性化されてその機能が維持できる。

さらに、人との交流を保てば会話する機会を失わなくてすむ。「脳を使う」の章で述べたように、会話をすることが認知症予防になるという科学的な根拠は示されていないが、極端に会話が減ることは、認知機能を維持するために決してよいことではない。ある程度の会話は必要であり、そのためにも人との交流は大切である。

定年して時間ができたら、ボランティアや趣味のサークルに参加して新しい人脈を作ればよいと考えている人も多い。もちろん何歳からでもよいのだが、高齢になって一から人脈を作るのは何かと苦労することが多い。若いうちから、時間のできたときだけでよいので、細々とでも関わりを持っておくのがよい。多少のブランクがあっても、少しでも関わりがあるのとないのではとっつきやすさも違う。もちろん継続するのが一番だが、若い頃は時間の制約や経済的な問題、家族サービスもあるだろうから、無理やり続けることもない。

やはり社会とのつながりの薄い人、人との交流の少ない人は、認知症になる率が高いことは確かなように思う。統計的なデータは乏しく、診療の中での私の印象ではあるが、認知症で受診する人は、社会とのつながりを失った人が多いように思う。

POINT！
（社会とのつながりを保つ）

社会とのつながり、人との交流を保つためには、仕事を続けるのが一番である。無理のない程度に仕事は長く続けるのが好ましい。仕事を辞めたあとは、地域のボランティア活動、趣味のサークルなどで社会との交流を絶やさないようにする工夫が必要となる。

禁酒（節酒）・禁煙

飲酒、喫煙は、習慣化すると認知症発症の危険因子となる。両方とも、たまに嗜む程度で習慣化していなければ問題はない。しかし、アルコールに関してはたまに嗜むという人もいるが、タバコを嗜む人はほぼ全員が毎日吸う。何日かに1回しか吸わないという人はめったにいない。さらに多くの人は1日10本以上吸っているようである。つまり習慣化している。ということは、アルコールの場合は飲酒の頻度によって認知症になる危険度が違ってくるが、タバコを吸う人はほぼ全員が認知症になる危険が高くなることになる。

習慣化してやめることができなくなると依存ということになる。依存の程度が強くなり、病的になると依存症という病名がつく。依存しやすいのはタバコであるが、より深刻な依存症になることが多いのはアルコールである。

アルコール依存症になると昼間から飲酒するようになり、仕事にも支障をきたす。まともな社会生活が送れなくなるだけでなく、家庭生活も破綻することがある。

タバコは依存しても社会生活、家庭生活が破綻することはまずない。ただし副流煙で周りの人に迷惑はかける。そのため公共の場、病院、飲食店など人の密集するところでは喫煙禁止となった。

まずタバコの有害性の話からはじめよう。

1998年に科学雑誌「Lancet」に発表されたオランダの研究グループの調査によると、喫煙者は非喫煙者と比較して、アルツハイマー型認知症になるリスクが2・3倍であった。

日本の久山町研究でも同様の結果が出ている。754人を追跡した結果が2015年に発表され、喫煙者の認知症発症リスクは、非喫煙者と比較して2・1倍、アルツハイマー型認知症発症リスクは2・2倍だったと報告された。

タバコが依存を引き起こす原因はニコチンであるが、ニコチンそのものが認知症の原因となっているかどうかは、今のところわかっていない。ニコチンには血管を収縮する作用があるので、脳の血流が低下することによって神経細胞を損傷し、認知症につながるという説がある。一方で、ニコチンはアルツハイマー型認知症患者で低下しているアセチルコリンを増やす効果があり、マウスの実験で、幹細胞が神経細胞に変化する率が高くなるということから、ニコチンには認知症を予防する効果があるとする意見もある。

しかしタバコが有害なのは、ニコチンよりも、200種類以上含まれている他の有害物質によるといわれている。もし仮にニコチンは悪くないとしても、タバコが有害であることは間違いないことであって、これを勘違いしてはならない。

タバコの中のどの成分が認知症発症に最も関与しているのかはわからないが、私は一酸化炭素の影響が強いのでないかと推察している。実際喫煙者の呼気中の一酸化炭素濃度を測定すると、非喫煙者の3～7倍の値となっている。

一酸化炭素は赤血球のヘモグロビンと結合しやすく、その親和性は酸素の250倍である。赤血球中のヘモグロビンは酸素と結合して、体の隅々まで酸素を届ける役割を担っているが、一酸化炭素を結合したヘモグロビンは酸素と結合できず、そのため酸素を組織まで届けることができなくなり、組織の細胞への酸素供給量が減ることになる。

酸素を最も消費するのは脳である。そのため脳は一酸化炭素の影響を強く受けやすい。その中でも海馬は低酸素に対してきわめて脆弱であり、習慣性の喫煙は一酸化炭素の影響で海馬の細胞に損傷をきたすと考えられる。これがタバコが認知症のリスクを高める要因の一つになっている可能性は高いと思う。

臨床的にも急性の一酸化炭素中毒の多くは死につながるが、程度が軽く死を免れた場合でも、海馬を中心とした側頭葉の神経細胞死が広範に起こり、高次脳機能の障害をきたすことはよく知られている。

そもそもタバコは認知症になりやすいという以前の問題として、やめた方がよい。タバコは動脈硬化を原因とする心筋梗塞、狭心症などの虚血性心疾患、脳梗塞、脳出血などの脳血管障害、発癌物質を原因とする癌の発生が増えるということは周知の事実である。

喫煙者の虚血性心疾患の発症率は、非喫煙者の3倍前後になる。脳血管障害に関しては、非喫煙者とくらべた喫煙者の発症率は、男性で1・3倍、女性では2倍になるという研究報告がある。くも膜下出血に関してはさらにリスクが高く、男性では3・6倍、女性では2・7倍の発症率といわれている。

癌に関しては発生する場所によってかなり違いがあるが、最もタバコの影響が大きいのは上咽頭癌であり、10倍以上の発症率である。肺癌は4～5倍といわれている。その他、食道癌、肝臓癌、胃癌、膵臓癌、子宮頸癌、膀胱癌などが、喫煙との関連が深いと考えられている。タバコは認知症になる前に命がなくなるので、認知症にならずにすむという捻くれた考え方をする人もあるが、それは本末転倒であろう。

次にアルコールであるが、これには諸説ある。過剰なアルコール摂取はもちろん認知症発症率を上昇させるが、少量であれば影響はないという意見もある。さらに適量のアルコール、特にポリフェノールの多く含まれた赤ワインは認知症予防効果があるといった報告もある。

国立がん研究センターが中心となって行われた研究では、4万3000人を対象に、2006年から2016年まで、飲酒量と認知症発症の関連について追跡調査が行われた、4800人が認知症と診断されたが、その結果の解析により、週に75ｇ未満の飲酒量の人が最も認知症の発症が少なく、この人達と比較して、週に450ｇ以上飲酒する人は

1・34倍、飲酒しない人は1・29倍の認知症発症リスクであったと報告された。

これは見方によっては、少量のアルコールは認知症予防効果があるということになる。アルコールを飲めば認知症になりにくいという説は、お酒の好きな人にとってはまことに耳触りの良い話である。人間は自分の都合のよいことはすぐに信じてしまう習性がある。私もこの話にはすぐに飛びついた。酒を飲む量が増えたわけではないが、少し安心して飲むようになった。

しかしこの話には、少量のアルコールがどのようなメカニズムで認知症の予防効果を発揮するのか説明されていない。よく考えてみると、アルコールそのものが直接神経細胞によい影響を与えているとはいえず、もしかしたら間接的な作用かもしれない。例えば、酒を飲むことによりストレスが解消されて、その結果認知症の発症率を下げている可能性もある。アルコールの悪影響よりも、ストレス解消による良い影響の方が勝った結果、差引勘定で結果的に認知症発症率を下げたとも考えられる。だとすればやはりアルコールは好ましいとはいえず、飲まずにすめばそれに越したことはないことになる。

結局、アルコールは飲んでもよいが、適量にとどめておくのがよいということになろうか。問題は適量であるが、1日量の目安として一般的にいわれているのは、ビールなら中瓶1本、日本酒なら1合、ワインならグラス2杯程度である。アルコール量に換算すると、1日25ｇくらいになる。妥当な線だと思う。

たまにこれ以上飲むことは問題ないが、大量に毎日飲むと、将来認知症になるリスクが高くなるのは間違いないように思う。

ただし以上の話は、お酒を飲める人、つまり肝臓の中のアルコールを代謝分解する酵素を正常に持っている人に当てはまる量である。アルコールを分解する酵素が少ない人、つまりお酒に弱い人が同じ量を飲むと、アルコールの代謝が遅延し、影響が強くかつ長く残るのでお酒は飲むべきではない。

実はこの本で取り上げている認知症とは異なるタイプで、「アルコール性認知症」という概念がある。本筋からはやや外れるが、若い人でもなりうる病態で、早期に治療すれば治るのでここで紹介しておきたいと思う。

アルコール性認知症は別名ウェルニッケ・コルサコフ症候群という。原因はビタミンＢ１(チアミン)の不足であるが、毎日大量にアルコールを飲み、栄養が不足しがちなアルコール依存症の人に起こりやすい。アルコールを代謝するためにビタミンＢ１が消費されることと、食事をきちんと摂らないことにより、ビタミンＢ１が不足することで発症する。

症状は記憶力、注意力の低下、感情のコントロールができないなどの認知機能障害である。高齢者に生じると、アルツハイマー型認知症、レビー小体型認知症と間違えられることもある。これらの症状は、早期であればビタミンB１を補給することで回復する。長期におよんで、神経細胞の損傷が不可逆的になると、ビタミンB１を補給しても手遅れである。飲酒量の多い人で、食習慣の乱れている人、特に若い人に認知症の症状が出たら要注意である。

「酒は百薬の長」という格言は信じない方がよい。これは漢を簒奪した王莽が「漢書・食貨志下」の中で述べた言葉で、「夫れ塩は食肴の将、酒は百薬の長、嘉会の好、鉄は田農の本」とあり、酒飲みの間で都合の良い格言として伝えられたものである。漢の時代といえば、今から２０００年も前である。その頃は良い薬もなかったので、酒が百薬の長であるという言葉もあながち間違ってはいなかったかもしれない。しかし、現代は王莽の時代とは格段に優れた薬が使えるので、酒が百薬の長にはなりえない。

もっともこの格言は、酒は体に良いということを薬との比較でたとえたもので、実際に酒に薬効があるといっているわけではない。しかしながら、アルコールの有害性は高齢になってから顕在化する。漢の時代は平均寿命も短く、アルコールの影響は少なかったと推察されるが、現代のように人生百年時代となると高齢者の割合も増え、アルコールが体に良いなどとはとてもいえなくなった。現代では「酒は万病のもと」の方が正しい格言である。酒は飲まぬに越したことはないと思う。

POINT！
（禁酒・禁煙）

タバコはすぐに止めるべきである。飲酒は少量であれば認知症予防に有用であるとする報告もあるが、これはアルコールの直接的な効果ではなく、飲酒によってストレスが解消されることによる間接的な効果かもしれない。飲酒は控えるに越したことはない。

ストレスをため込まない

精神的ストレスは神経細胞を傷つけることが知られている。そのため強いストレスが続くと神経ネットワークの機能が抑制され、理解力、記憶力、判断力に支障をきたす。短期間のストレスであれば回復するが、長期にわたる精神的ストレスは不可逆的な機能障害を残す可能性があり、認知症を発症する危険因子の一つと考えられる。

ところでストレスとは何であろうか。日常で普通に使っている言葉なので、何となくわかっているように感じるが、はっきりした意味を聞かれると意外と戸惑ってしまう人も多いかもしれない。そこでまずストレスの意味について説明しておきたいと思う。

ストレスとは、もともと物理学で使われている言葉で、物体にかかる外部からの圧力によって内部に歪みが生じた状態を意味する。医学生理学でも物理学にならって使われるようになり、身体にかかる過度の負荷と、それによって生じる生体の反応という意味で使われている。

正確にいうとストレスの原因となる外部刺激をストレッサーといい、それによる生体の反応をストレス反応というが、まとめてストレスと呼んでいる。

身体のどの部分にもストレスがかかるが、一般的にストレスという言葉は、脳にかかるストレスの意味で使われることが多い。つまり精神的ストレスである。

この章では、精神的な機能障害、緊張状態を引き起こす様々な外的刺激と、それによって誘発される生体の反応にストレスという言葉を当てる。

精神的ストレスは様々な外的刺激によって生じる。人類発生当初からストレスの原因として多かったのは、寒冷、酷暑、空腹など生存に関わる状況であったが、最も大きなストレスは生命を脅かす外的な脅威だったはずである。これは人類だけでなく、他の動物でも同様である。種の存続のためには絶対に回避しなければならないことだが、常にその脅威と隣り合わせだったからである。

そのため外的脅威に対してストレスを感じたとき、それに対抗するために生体が反応する仕組みが備わった。自分の生存を脅かす脅威が迫ったとき、その対策としては戦うか逃避するかの選択肢があるが、いずれにしても潜在的な運動機能を一気に高める必要がある。そのため、脳の指令を受けて副腎がアドレナリン、コルチゾールなどのホルモンを分泌する。

アドレナリンは心拍数を増やし、血圧を上昇させる。さらに運動に必要な筋肉や心臓に血流を増やすため、消化管など、運動するときには必要ない臓器の血流を抑制する。コルチゾールはエネルギー供給のため血糖値を上昇させ、脂肪を分解する。その他に免疫抑制、抗炎症作用がある。

脳内では神経伝達物質であるノルアドレナリン、ドーパミンが増える。これらは運動機能を調整するために重要な物質である。

ストレスに対するこれらホルモン、神経伝達物質の影響は短時間であれば問題ないが、長時間にわたって慢性的に続くと様々な弊害が顕在化してくる。アドレナリンは血管を収縮するため、組織の虚血をきたす。脳血流も低下し、神経細胞の酸素不足、栄養障害により脳の機能は低下する。コルチゾールの過剰な負荷は、神経細胞を損傷することがわかっている。特に海馬の神経細胞が影響を受けやすく、神経細胞が脱落することにより記憶力が低下し、判断力、理解力など認知機能の低下につながる。

ドーパミン、ノルアドレナリンが長時間、過剰に分泌されると、高次認知機能に重要な役割を果たす前頭前野の神経ネットワークの活動が抑制されることがわかっている。それによって一時的に記憶力、判断力、理解力が低下する。

短期的には、強いストレスはうつ病をきたすことがある。というよりうつ病の原因の多くは、仕事の過負荷と人間関係のトラブルによるストレスである。このことからも、精神的ストレスが脳の機能を強く抑制することがわかる。

慢性的に続くストレスが認知症を発症するメカニズムは、ストレスホルモンだけで説明できるわけではないが、いずれにしても、ストレスが認知症発症の危険因子であることは間違いないだろうと考えられている。

ということで、認知症予防のためにはストレスを避けなければならない。しかしながら、避けることができないからストレスになるわけで、現実的にはストレスをため込まないようにするのが精一杯かもしれない。

歴史的に見れば、人間にとっての多くのストレスは文明の進化によって克服されてきた。文明社会を形成するまでの人類にとって大きなストレスであった寒冷、酷暑などの気象条件、空腹、命を脅かす外敵の脅威は、現代社会では克服され、もはやストレスの原因ではなくなっている。

現代社会においても残っているストレスの原因として多いのは、人間関係と経済的不安である。時に仕事の負荷、場合によっては健康の不安がストレスの原因になることもある。

このようなことにストレスを感じない人はそれでよいのだが、ストレスを感じやすい人にとっては深刻な問題である。何とかして緩和しなければならない。緩和する方法としては、環境を変えるか、自分の考え方を変えるしかないが、いずれにしても簡単ではない。前にも述べたが、簡単に変えること、避けることができるのなら、そもそもストレスにはならないからである。

特に経済的不安を解消するのは難しい。付け焼き刃では無理であり、長期的な対策が必要である。個人の力ではどうにもならないことが多く、社会保障制度の改革を含めた国家レベルでの取り組みを待たなければならないのかもしれない。

経済問題以外のストレス、たとえば人間関係や仕事のストレスは、どちらかというと個人的な問題なので、個々の対応で何とかしなければならない。しかし人との関係を絶つことはできず、仕事を辞めることもできないとすれば、周囲の状況は変わらないので、ストレスをなくすのは相当に難しい。少なくとも自分の思うようにはならないであろう。

自分の力で何とかしようと思えば、やはり考え方を変えるしかない。簡単ではないが、その気になればできなくもない。考え方を変える具体的な方法をいくつか提示するので参考にしていただけたらと思う。

例えば、何事につけてもあまり期待しないように習慣づけることである。なまじ期待するから、その通りにならなかったときストレスを感じることになる。はじめから期待しなければ、ストレスも軽くてすむかもしれない。

また他人の評価を気にしないことも有用である。人の評価を気にするのは人間の習性であり、周囲の人の評価を気にしてそれに従って行動するからこそ社会が成り立つという面もある。しかし、あまり過度に他人の評価を気にしすぎると、大きなストレスとなる。

責任感は社会生活を送る上で必要な資質であるが、これも過度になるとストレスとなる。責任感もほどほどにしなければならない。特に本来自分の責任ではないことにまで余分な責任を負ってしまうことは避けるべきである。自分の責任でないことがわかって、その上で責任を負うのであればまだしも、自分の責任であると勘違いしているケースは深刻である。ストレスから抜け出せなくなる。

親兄弟や親戚との縁は切れないと思わなくてもよい。血縁関係は一生涯ついて回ると思い込んでいる人もいるかもしれないが、何らかの理由で顔も見たくないという状況になったとき、親族だからという理由だけで付き合いを続ける必要はない。たとえ親であっても、折り合いが悪ければ一定の距離をおいた方がよいこともある。実際に縁を切らなくてもよいが、そう考えるだけで親族内の人間関係によるストレスは多少なりとも軽減できるだろう。

固定観念や常識にとらわれない柔軟な思考を心がけることも大切である。道徳や倫理といわれることも、そのまま素直に受け入れてはならない。いったんは疑って、自分の中で検証してみる必要がある。その上で納得できれば、常識、道徳、倫理に従えばよい。それが自分で考えるということであり、考え方を変えるきっかけとなる。

もう一つの方法は、ストレスを避けることができないのであれば、受けたストレスを何か別の方法で解消することである。自分なりのストレス解消法を持って、ストレスで生じたマイナスを帳消しにするのである。

ストレス解消法は人それぞれ何でもよい。単なる気晴らしでもよいが、自分の好きなことで、目標を持って生涯にわたって打ち込めることがあれば理想的である。いわゆる趣味ということになる。趣味については、すでに述べた通りで、複数の有用な趣味を持っている人は、多少のストレスがあってもなんとか乗り切れるようである。一時的にストレスを感じても、それを長い時間にわたってため込まずにすむ。

POINT!
（ストレス）

ストレスの原因となる周囲の状況を変えることができない場合、考え方を変えることによってストレスに対処することもできる。人の目を気にしない、責任感はほどほどに、常識や道徳といったものにとらわれすぎないことはストレス軽減のために有用である。

芸術に触れる

この章のテーマは芸術である。芸術に関しては、趣味を持つことを勧めた章でも少し述べた。生涯にわたる趣味を持つことが認知症予防になり、芸術は有力な趣味の候補であるという内容であった。

この章は、趣味でなくても、芸術に触れることそのものが認知症の予防につながるという主旨である。芸術を趣味としている人であれば、必然的に芸術に触れる機会は多くなるので問題ない。芸術を趣味にしていなくても、時々でよいので芸術に触れることが認知症予防に有用である。

一口に芸術といっても様々な分野がある。音楽、美術がその代表であるが、そのほかに、陶芸、書道、演劇、文学、写真などを思いつく。これ以外にもいくつもある。

形態は違っても、これら芸術の共通点は、鑑賞することによって、感動、感銘、恍惚といった感情の高揚をきたすことである。多くの場合は快感であるが、時に悲しみ、不安といった負の感情を生じることもある。これは、芸術が、感情をコントロールする中枢である情動脳に対し強い刺激となるからである。情動脳とは、大脳深部に位置する扁桃体、海馬、帯状回、島皮質、内側前頭前野などを中心とした神経ネットワークのことであり、これらは相互に情報を交換して、感情や記憶、自律神経を制御している。

ここで注目すべきは、情動脳は記憶と密接に関連していることである。一般に、神経回路は使えば使うほど伝達効率が上昇するという性質がある。情動脳を頻繁に刺激すれば、その中に含まれる記憶回路の伝達効率も改善し、ひいては認知症の予防に資すると考えられる。

それでは、数ある芸術の中で、認知症予防のためには何が一番よいのだろうか。芸術間に優劣はなく、個人の好みによって自分の親しみやすいものを選べばよい。鑑賞することによって感動があり、情動を揺り動かすものであれば何でもよい。逆に好みでないものを無理に鑑賞しても、そこに感動がなければあまり有用ではない。あまりなじみがなくても、何度も鑑賞していると、そのうち好きになって感動するようになることもあるので、あまり気が進まないことでも折に触れて経験してみるのもよいかもしれない。

鑑賞するという観点からは、手軽なのは音楽だろうか。聴きたい音楽があれば、ＣＤを手に入れて自宅で気が向いたときに、いつでも、何時間でも聴くことができる。最近はＹｏｕＴｕｂｅでたいていの曲はたちどころに聴くことができるようになった。コンサートに行けば２時間くらいは集中して音楽に浸ることができる。

絵画や書道、陶芸などを鑑賞するのも同じように有用である。画集を買って毎日眺めたり、美術展に足を運んでじっくりと鑑賞すればよい。日本中どの地域でも美術館はある。数万人以上の市町村であれば大きな美術館が最低一つはあるだろう。

ある程度の規模の美術館では、常設展示のほかに定期的に特別展が開催される。世界中のいろいろな美術館から絵を借りて、期間を限定して展示を行う。相当に有名な画家の絵を見る機会も少なくない。こういったチャンスを逃さないように心掛けるとよい。

そのほか写真展、書道展、演劇の舞台などいくらでも挙げることができる。日本独自の演劇である歌舞伎や能も機会があれば観劇したいものである。

先ほど芸術の種類は個人の好みで、自分の親しみやすいものを選べばよいと書いたが、私は個人的には音楽が好みである。そこで芸術鑑賞と認知症予防の関係について、音楽を例にもう少し詳しく述べてみたいと思う。そのほかの芸術分野も同じように考えていただければよいかと思う。

以前、私の所属している団体である呉市音楽家協会の主催で、「モーツァルトを聴いて認知症を予防しよう」という演奏会を企画したことがある。音楽と認知症との関係について専門家による講演を行い、その後で音楽家協会のメンバーがモーツァルトの曲を演奏するという企画である。

この企画には反対意見もあったが、何とか開催にこぎつけた。講演の内容もわかりやすく、曲もなじみのある聴きやすいものを選んだので演奏会は好評だった。

反対意見が出たのは、果たして本当にモーツァルトの音楽を聴くことが認知症予防になるのかという疑問があったからである。音楽家協会の主催で、あまりいい加減な会を行ってもらっては困るということである。

この時、科学的な根拠を示すことができればよかったのだが、残念ながらそのような統計的に根拠のあるしっかりとした研究報告を提示することはできなかった。音楽だけでなく、そのほかの分野でも、芸術に触れる機会が多い人と、その機会が少ない人の間で、認知症になる割合の違いを調べた科学的統計的な研究報告を見つけることはできなかった。

これは芸術に触れる程度を数量化するのが難しく、統計処理になじまないためであると考えられる。

ということで、音楽をはじめとして、芸術に触れることが認知症予防になるというのは、統計的に証明された事実というわけにはいかず、いくつかの傍証から導き出した結果ということになる。

その傍証の一つは音楽家には認知症になる人が少ないという印象である。これはピアニスト、ヴァイオリニスト、声楽家などすべての演奏家に当てはまるように思うが、特に指揮者で認知症になったという話は聞いたことがない。90歳を過ぎて、歩行がおぼつかなくなっても、その指揮ぶりは全く衰えていない人が多い。オーケストラの指揮というのは、すべての楽器の音を把握して、それぞれに的確な指示を伝達し、音楽としてまとめ上げる非常に高度な知的作業であるが、同時に常に音楽を聴く立場である。このような例を見ると、音楽を聴く習慣のある人は認知症になりにくいという説は、間違いではないように思えてしまう。

認知症になった人の進行を遅らせるために、音楽療法があるのはご存知だろうか。これは基本的には、簡単な音楽を一緒に演奏することにより、脳を活性化するという考え方に基づいて行われているが、聴くこともプログラムに入っている。ある程度の効果が認められるということであり、これも音楽が認知症予防に有用であることを示唆している。

それではどのような音楽を聴くのがよいのだろうか。音楽の種類は問わないが、聴くことにより感動がなければならないので、前提として自分の好きな音楽、聴いて心地よい、楽しいと思う音楽でなければならない。

ということで好きな音楽なら何でもよいが、できれば何回聞いても飽きのこない音楽がよい。何回聞いても新たな感動を得ることができる音楽が何曲かあれば理想的である。人間の脳は、同じ刺激が続くと反応が弱くなることがある。音楽についていえば、同じ曲を何度も聴くと飽きてしまうということである。これを「馴化《じゅんか》」という。

逆に同じ刺激を何度も受けると反応が強くなる場合もある。音楽でいえば聴けば聴くほど感動が高まるということである。これを「強化《きょうか》」という。聴く音楽は、できれば脳の神経回路が強化されるような曲がよい。

それではどのような曲が神経回路を強化する刺激になりやすいのだろうか。これまた個人の好みで、何回でも聴きたいと感じる曲であれば何でもよいのだが、一般的にいえば、クラシック音楽は神経回路を強化する刺激になりやすいと考えられる。これは、クラシック音楽には長い年月にわたって多くの人に聴き継がれてきた実績があるからである。簡単に飽きるものであれば、現代まで残っていないはずである。

クラシック音楽ファンで好きな作曲家がある人はそれを聴けばよいのだが、これからクラッシックを聴いてみようと思っている方には、バッハ、モーツァルト、ベートーヴェンあたりがお薦めである。これには私の個人な好みも入っているが、この3人は、多くのクラシックファンが共通に認める作曲家である。きっと何度でも聴きたくなる曲が見つかるに違いない。

POINT！
（芸術）

記憶は情動と深い関連がある。音楽や美術をはじめとする芸術を鑑賞することは、情動脳を刺激することにより、記憶力を強化すると考えられる。芸術の種類は問わず、感動があり情動を揺り動かすものであれば何でもよい。

新しい経験を求め続ける

新たな経験をする、いつもと違う環境に身を置く、今までにない新鮮な感動を求めることとも認知症予防に役立つと考えられる。脳が刺激され、活性化につながることにより、脳の働きを高めることになる。

このような行為はいろいろあるが、その中で、誰にでも手軽にできることですぐに思いつくのは旅行だろうか。旅行ではじめての地を訪れ、その地の景色に感動し、食べ物を味わい、人々と接して人情に触れることは楽しいことでもあるし、日常のストレスを忘れることのできるひとときでもある。

様々な事情で旅行に行くこともままならない場合もあるし、旅行を好まない人もいるが、大抵の人は旅行は好きである。伊能忠敬や松尾芭蕉のように毎日旅を続けるのはごめんだが、時に日常から離れて旅行に出るのは大いなる楽しみである。私の場合は年に2〜

3回は無性に旅行に行きたくなる。旅行から帰ると、やはり自宅でゆっくりするのが一番よいと感じることもあるが、しばらくするとまた旅行に行きたくなる。やはり旅行は脳にとっては快刺激となるようである。

そもそも人類が定住生活をはじめる数千年前までは、新たな地を求めて移動することが人間にとって普通の生態だった。数十万年にわたって、狩猟採取によって食糧を確保する生活が続き、気候の変動や、採取する植物や狩猟の対象となる動物の減少などの自然環境の変化によって移動を余儀なくされていた。

新しい地で新しい経験をして、それによって生じる新たな問題を解決する能力が、個人の生存のため、集団を維持するため、ひいては人類という種の存続のために必要であった。人間の脳はそういった生活、生態に適応するように進化したともいえる。

多くの人が旅行を好むのは、人類の長い進化の過程で脳に先天的に備わった特質のなごりかもしれない。旅行をしないということは、移動することを志向する人間の本能を抑圧している可能性もある。これは脳にとって大きなストレスとなる。

その抑圧を時々解放することが脳の健康にとって大切であると考えられる。

現代社会では、仕事の出張などで遠方に、場合によっては海外にまで出かける人も増えてきたが、それはごく一部の人である。大多数の人はレジャーとしての旅行で日常のストレスを解消している。

新しい経験をするという意味では、旅行はできるだけ初めての地を訪れるのがよい。初めての地であれば、旅行を計画すること自体も新鮮な刺激になる。

旅行の難点は費用がかかることであるが、必ずしも遠方まで出向く必要はない。近くの町を地図を頼りに散策するのもよい。自分の住んでいる町にも知らない通りはいくらでもある。そこにはいろいろな新しい発見があるに違いない。知らなかったカフェや洒落たブティックや小さな公園があれば、立ち寄っても楽しいだろう。

自転車やバイクでもよいが、ゆっくり歩く方が細かいところが目につきやすい分好ましいと思う。運動にもなる。あまり知られていない史跡や石碑などが見つかることもある。写真が好きな人なら、意外なところに絶好の撮影スポットを発見することもあるだろう。お勧めの場所や写真スポットなどを記録して、自分なりの観光地図を作っても面白いかもしれない。足跡が形として残るとうれしいもので、このような小旅行を続ける動機づけにもなる。

月に1回でよいので、このような小旅行をやってみてはどうだろう。認知症予防になるかどうかは別としても、大きな楽しみの一つになることは確かで、自分の世界が広がることは間違いないように思う。

先に述べた趣味や人脈に関しても、継続することが認知症予防に役立つが、さらに一歩進んで新しい趣味に挑戦したり、新しい人脈を広げる心掛けも大切である。趣味に関しては、今続けている趣味だけで手一杯と主張する人も多いと思うが、新しい趣味をはじめたからといって、何が何でも続ける必要はない。気分が乗らなければ中断してもよい。やる気が出てきたらその時点で再開すればよく、その繰り返しで全く問題ない。

少しでも経験したことのある趣味がたくさんあれば、初対面の人とでも、共通した趣味の話題で盛り上がる率が高くなる。少なくとも話題に事欠かずにすむ。人脈を広げる助けにもなるだろう。ライフワークのような位置づけで、生涯にわたって一貫して続ける趣味をもった上で、年に2～3回くらいは今までにやったことのない新しいことを試みてもよいと思う。

人との交流に関しては、相手があることなので、自分だけの思惑で簡単に新しい人脈を作るというわけにはいかない。しかし、人と交流する場に出なければ、いつまでたっても新しい人脈ができないのも確かである。スケジュールが許すなら、可能な限り交流の場に出席するとよい。できれば食事が出る会がよい。同席した人とゆっくり話ができる。そのときはできるだけ初対面の人と同席させてもらうのがよい。ついつい知己の人と同じ席を選びがちだが、いつも会える人とばかりでは、いつまでたっても新しい出会いはない。

新しい技術革新について行くことも大切である。この30年間でいえば、ＩＴテクノロジー、つまりコンピューター技術である。現代に生きる若い人にとってはパソコンが使えることは、一昔前でいえば字が書けることと同じくらいの普通のことである。決して特殊な技術ではない。

ある程度以上の年齢になるとＩＴに拒否反応を示し、ついて行けない人、というより年齢を理由について行こうとしない人が多くなる。やってできないはずはないのだが、面倒なのか、先入観でできないものと思い込んでいるのか手を出そうとしない。

さすがにスマートフォンは高齢者の間でもだいぶ普及してきたが、従来の携帯電話と同じように通信手段としてしか使わない人もいる。スマートフォンは超小型の携帯コンピューターである。ゲームをしたり、動画を見る必要はないが、生活を豊かにする様々な機能がある。使いこなす努力は脳の活性化に資するはずである。

ＩＴを利用したテクノロジーやシステムが使えるように身につけることは、やってみれば楽しいことである。おっくうがらずに挑戦することは認知症予防のために大いに役立つと思う。

POINT！

（新しい経験を求める）

同じ日常のくり返しでなく、今までにない新しい経験をすることは脳を活性化する。旅行は楽しいだけでなく新しい経験の宝庫である。近くの町を散策するのも良い。新しい人脈を作る、ＩＴなどの新しい技術に遅れないようについて行くことも大切である。

第4部　認知症にまつわる話あれこれ

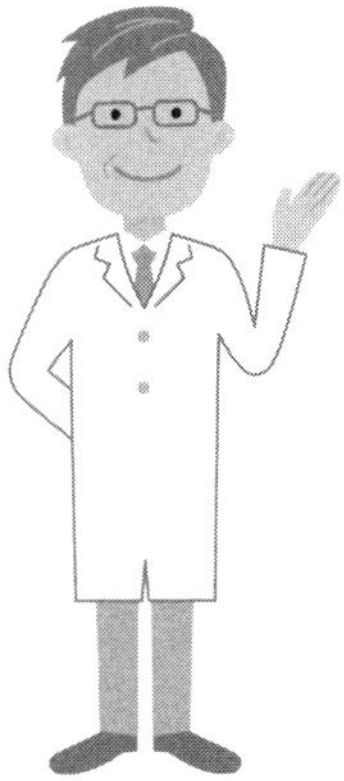

認知症は病気なのか老化現象なのか

アルツハイマー型認知症やレビー小体型認知症などの神経細胞変性による認知症は、はたして病気なのだろうか、それとも単なる老化現象にすぎないのか。これは簡単に答えの出せる問題ではない。病気と老化現象の違いは自明のようだが、実は一般に考えられているより、この二つの概念の境界はあいまいだからである。

それをはっきりさせるためには、まず病気とは何なのか考えてみなければならない。つまり「病気」という言葉の定義である。病気という言葉は日常で普通に使っているので、そんなことは考えるまでもないと言われそうだが、厳密に定義しようとすると意外と難しい。調べてみると、少しずつニュアンスの違う定義を、何人もの研究者が提唱している。

これらを参考にして、私なりに次のように定義してみた。「身体を構成する臓器に、器質的、機能的な不具合が生じ、そのために個体全体としての活動が制限される状態を『病気』という」。この定義ですべての病気を網羅できるわけではないが、大半の病気には当てはまりそうである。

それでは老化現象の定義はどうだろうか。同じような言い方をすれば、「年齢に伴って身体を構成する臓器に、機能的な不具合が生じ、そのために個体全体としての活動が制限される状態を『老化現象』という」ということになるだろうか。

「老化現象」は年齢を重ねることによって起こることと、機能的な不具合であることがポイントである。「病気」は全ての年齢で起こり、機能的な不具合に加えて、器質的な不具合が起こる。

機能的、器質的という言葉の意味を説明しておかなければならない。器質的疾患とは、画像検査や内視鏡検査もしくは肉眼で形として認識できる病変が原因となる病態である。機能的疾患とは画像検査や内視鏡検査、肉眼では一見異常所見を認めない病態である。通常、症状を根拠に診断するが、組織を採取して顕微鏡で観察するとか、生化学的に解析すれば異常を認めることもある。最近では、機能ＭＲＩで細胞レベルの異常を、組織検査しなくても検知できるようになった。

以上の観点から考えると、アルツハイマー型認知症やレビー小体型認知症などの神経細胞の変性による認知症は、アミロイドβやタウ蛋白、αシヌクレインが細胞内に蓄積することが原因であり、初期のうちはＭＲＩなどの画像検査では変化を認めることができないので、機能的疾患に分類されることになる。さらに後期高齢者である75歳以上で発症するケースがほとんどであり、90歳では6割以上の人が認知症になるといわれている。高齢になった人の半分以上人が陥る状態は病気というよりも老化現象と考えるのが自然である。つまり認知症は、年齢に伴って生じる機能的な不具合であり、老化現象の定義に当てはまりそうである。

さらに、認知症の原因となるアミロイドβやタウ蛋白は、40歳頃からほとんどすべての人に蓄積しはじめ、年齢とともに蓄積量が増えて、一定量を超えると神経細胞の機能障害をきたして認知症を発症すると考えられている。つまり認知症は長生きをすれば、誰もがいつかは発症する状態であり、認知症にならなかった人は、認知症になる前に寿命がきたにすぎないという考え方もある。

以上のことから、認知症は病気というよりも、老化といった方が適切のように思う。これは私だけでなく、認知症専門家の中にも同じように考えている人もいるようである。

ただし、これは認知症がはじまった年齢も考慮しなくてはならない。50歳代、60歳代ではじまった場合はさすがに老化とはいいにくい。老化が早くはじまったと考えるのも無理がある。やはり病気という方が自然である。

とはいえほとんどの神経細胞変性による認知症は老化現象と考えてよいと思う。老化ということは人間の運命であり、自然な現象なので受け入れるしかない。

さらに、老化は病気ではないので今のところ治すことはできない。治すことができなければ、予防するしかないが、老化であるから永遠に予防することもできない。できるだけ発症を先延ばしするのが精一杯である。

しかし、永遠は難しくても、何年かでも先延ばしできれば大いに意味はある。様々な予防法を駆使して何年くらい発症を先延ばしできるかは個人差もあり、はっきりしたことはいえない。しかし、認知症の診療経験や個人的に交友関係ある人たちの生活習慣を見ての推測では、10年以上は発症を先延ばしできるように思う。70歳で発症する人が80歳まで、80歳で発症する人が90歳まで認知症になるのを先延ばしすることができれば、その意義は多くの人が納得できるだろう。

認知症になるのは不幸なことなのか

一番なりたくない脳の病気は何かと聞くと、認知症と答える人は多い。前章で述べたように認知症が病気かどうかは微妙だが、いずれにしても大抵の人は認知症にだけはなりたくないという。別の病気の診断のために頭部ＭＲＩ検査を行ったとき、認知症の兆候は出ていないかという質問もしばしば受ける。それだけ認知症になるのを心配しているということである。

ただ、その割には認知症にならないような生活習慣を実行している人は少ない。実行しない理由を聞いてみると、予防するための方法がわからないという人が多いが、予防法を教えても実際に実行するかといえば、そうでもない。脳を使うとか運動をするなどの認知症を予防するための生活習慣を伝えても、実行するのはかなり面倒で根気も必要なため、なかなか続かないようである。時間がないことを理由に実行が難しいという人もいる。

心配ではあるが差し迫った問題ではなく、認知症になるとしても当分先のことだろうという思いが、漫然と何もしないで日々を過ごしてしまうことにつながるのだと思う。認知症になりたくはないし、周りに認知症の人が何人もいるのは見ているが、自分は大丈夫だろうと何となく思っている人もいるかもしれない。

こういう人に限って、何も対策を打たずに認知症の症状が出はじめると急に心配しはじめる。記憶力や、理解力、判断力の低下を自覚するようになると、認知症ではないかという不安感から気分も落ち込み、仕事も手につかなくなる。悩んだ末に受診することになるが、そこで認知症と診断されると、薄々勘づいていたこともあって、やはりそうだったかと納得する人もなくはないが、大抵の場合、不安感は膨らみ、絶望感で落胆する。

実際に仕事にも差し支えるようになり、今までできていたことが次第にできなくなる。発症当初は本人も家族も相当につらい思いをすることは察して余りある。特に認知症の初期段階では、本人にもまだ状況を理解する能力が残っているので、相当な葛藤があるはずである。家族や自分自身の将来に関する不安感も並大抵ではないだろう。家族側からしても、症状の進行に伴って別の人格に変容してゆく姿を見るのはつらいことである。

こうなる日が必ず来るというわけではないが、何もしなければかなりの確率でやってくることは認識しておかなければならない。90歳を越えてからであればしかたないとも思えるが、早い人は60歳を待たずに発症する。それが嫌なら認知症にならないように努力するしかない。

しかし、この本で述べたことを実行しても確実に認知症を防げるわけではないので、どんなに努力しても比較的若いうちに認知症になる人は一定数いる。そうなったらつらいことではあるが、運命として受け入れるしかない。人生にはどうにもならないことはある。

ただ幸いなことに、症状がある程度進行すると、本人のつらさは次第に軽くなるようである。発症から2、3年経過して中等度以上になると、記憶力が低下することによって嫌なことを忘れるようになる。周囲への気遣いが弱まることによってストレスも軽くなり、自分の状況も把握できなくなる。そうなると周囲の目にも煩わされることがなくなり、精神的に楽になるようである。

認知症、特にアルツハイマー型認知症の患者さんの8割以上は、診察室では穏やかな顔でいつもニコニコしている。特に困ることはありませんかと聞いても、たいてい「なにもありません」という答えが返ってくる。周りの人も困っていませんかと聞くと、認知症本人は「誰も困っている人はいません」と答える。

もちろん介護をしている家族は大変困っている。頼んだことや約束を忘れる段階であれば、忘れるのを前提に対処すれば何とかなる。何度も同じことを繰り返して言うようになると相当に鬱陶しくなる。通帳や大事な書類、薬などを収めた場所がわからなくなると非常に困ることになる。さらに妄想、暴言や暴力行為がはじまると手に負えなくなる。徘徊がはじまればいっときも目が離せなくなり、ときに街中を探し回らなければならなくなる。

つまり認知症が進行して困るのは本人ではなくて、周囲の人、特に介護を担っている人である。認知症になる前の本人をよく知っている家族としては悲しい気持ちにもなり、つらい思いもあるに違いない。

一方で、認知症になった本人の本当の気持ちはわからないが、こちらから見る限りでは、あまり不幸そうではない。むしろ幸福そうに見えることさえある。

もともと人間が精神的に安定し、穏やかに生きていくことができるのは、失敗したことや嫌なこと、つらかったことを忘れることができるからである。

記憶能力は、本来危険なことを経験したときに、再度同じような状況に陥らないようにするためにある。危険を回避し生命を維持するためには、恐怖体験やつらい経験を全部記憶した方が好都合だが、それでは精神が破綻してしまう。

それで人間の脳は、起こったことを忘れるようにもできている。ただし全部忘れたのでは何度も同じような危険にさらされることになるので、客観的な事実はできるだけ記憶にとどめ、そのときに同時に生じた恐怖感などの感情の記憶は次第に薄れるような仕組みになっている。そのような感情の記憶がいつまでも残ると、ＰＴＳＤ（post-traumatic stress disorder）などの心理的苦痛の後遺症に悩むことになるからである。

もっとも、感情の記憶が薄れても失敗した事実が記憶に残っていると、時々思い出して後悔することもあり、それはそれでつらいことではある。もしそれらの記憶が全部なくなれば、後悔することもなく、つらかったという思いも消え、心の平静を保つことができるはずである。つまり、忘却は精神的負荷を軽くして、ストレスから身体を守る働きがあるということである。

中等度以上の認知症の人が幸せそうに見えるのは以上のようなことが理由かもしれない。もちろん認知症になった方がよいというわけではない。長生きをしても死ぬまで認知症にならないのが理想ではある。

しかし、認知症にならないように最大限の努力をしても、１００％防げるわけではなく、一定の割合で認知症になる人はいる。これは理不尽なことと感じるかもしれないが、やるべきことはやった結果で認知症になるのは、運命として受け入れるしかないであろう。心配をするだけで何も努力をせず、その結果認知症を発症した場合は後悔が残る。もう少し頑張っておけばよかったという後悔である。できるだけのことをした結果であればしかたないことと納得することができる。

さらに、認知症になったら確かに周りの人は困るが、本人としてはそんなことは知ったことではないと開き直るつもりでおればよい。「人事を尽くして天命を待つ」のがよいと思う。過度な心配は無益である。

EBM（根拠に基づいた医療）

第1部、第3部で治療や予防法について述べたが、これらの中で大規模無作為前向き比較試験が存在するのは、内服治療薬のみである。現在ドネペジル、ガランタミ、リバスチグミン、メマンチンの4種類の治療薬が臨床現場で使われているが、これらはすべて大規模無作為前向き比較試験によって有効性が証明された薬である。

しかし、第1部でも述べたように10年以上にわたって使用した経験からは、期待していたような効果はないという印象である。これは私だけでなく、多くの医師が感じているようである。つまり、大規模無作為前向き比較試験で有効と判定されたとしても、必ずしも正しいとは限らないということである。これは意図的にデータを都合よく改ざんしたというわけではない。臨床的な統計研究はどうしても様々なバイアスがかかるため、試験された当時は本当に正しいと結論されても、さらに研究を積み重ねることにより、判定が覆ることがしばしばある。これを完全に避けることはできない。

一応有効性が証明された治療が、結果的に間違っている可能性があるとすれば、どのような根拠に基づいて、何をよりどころにして治療を行えばよいのだろうか。

平成のはじめの頃にＥＢＭ（Evidence Based Medicine）という概念が提唱された。日本語に翻訳すると「根拠に基づいた医療」ということになる。これは医師個人の経験則によって治療や予防法を選択するのではなく、臨床研究により有効であると統計的に証明された根拠に基づいて治療、予防法を選択する手法である。

それまでは医師の経験や直感、何らかの権威によって正しいだろうとされてきた長年の慣習に基づいて医療が行われてきた面がある。しかし、それではかかった医師によって患者の受ける診療の内容が違ってくる可能性があり、安定して信頼のできる医療行為を受けられないことにつながる。

その反省によって取り入れられたのがＥＢＭであった。これによって医師の経験に頼ることなく、ある程度の水準以上の医療を受けることができる。

しかしＥＢＭにも欠点がある。ＥＢＭはどちらかというと、平均的な無難な医療ともいえるので、ある個人にとっては必ずしも最良の医療とは限らないことがある。同じ病気でも、その特性には個人差があり、患者ごとに少しずつ治療は違ってよいはずであるが、ＥＢＭでは画一的な治療になりがちになる。

さらに大人数で調べて統計的に治療効果がないと判定された薬でも、ごく一部の患者には著明な効果を示すこともある。ＥＢＭではその薬は有用でないと判断される場合があるが、使う対象を選べば十分に有用な薬と考えることもできる。ＥＢＭだけで判断すると、このようなケースでは治るチャンスを失うことになる。

最近その欠点が問題となったのか、ＥＢＭでも個人の特性を考慮するという考え方を取り入れるようになったらしい。つまり従来のやり方を併用するということである。今までもある程度は科学的根拠に基づいて医療を行なってきたわけであるから、結局は今までと同じになったといえなくもない。

臨床医の長い経験に基づく直感や勘で選んだ方が最適な医療となる場合もあるし、逆に不適切な医療になるリスクもある。ＥＢＭによる医療はリスクも少なく無難であるが、ある特定の個人にとって最良とは限らないということである。

ではどうすればよいのか。病気や治療の種類によって使い分けるということになる。新しく開発された治療、予防法、副作用の強い薬剤を使う場合はリスクを避けるためＥＢＭが有用である。古くから使われてきた治療や予防法で、比較的副作用の少ないものについては、リスクは少ないのでＥＢＭにとらわれず、積極的にいろいろな治療を試みてもよいと思う。

臨床医の経験や勘で行う医療は、決して根拠がないというわけではない。長年の経験からくる直感、印象という根拠があるわけで、統計的な根拠がないというだけである。

認知症の予防法についても、科学的統計的根拠が示されたものだけに実行する価値があるというわけではない。ある程度の根拠があり、納得できるものであればやってみるのも有用なことであると思う。

ただし世の中には、詐欺まがいの似非《えせ》治療やサプリメントなどがあふれているので注意しなければならない。高額な費用を要求された場合は例外なく無効なので絶対に話に乗ってはならない。

この本で述べた認知症予防のための生活習慣の中には、科学的統計的根拠を示すことが難しいこともある。もちろん全く根拠がないわけではなく、私なりに有用であると考えた理由は示したつもりであるが、私の主張に否定的な意見もあると思う。しかし、これらはすべて大きな費用はかからず、それなりに楽しく、有意義で、もし仮に認知症予防に関係ないとしても行なって損のないことである。それを念頭に、ぜひ生活の中に取り入れて実行していただければと思う。

介護はだれが担うか

家族が認知症になったとき、だれが中心になって介護を担えばよいのだろうか。夫婦2人暮らしの場合は、配偶者が主たる介護者になるのが普通である。もちろん介護する側がある程度元気で経済的に余力がなくてはならない。この条件を満たせば納得のいくまで、場合によっては最後まで介護すればよい。

問題は、すでに1人暮らしになっている親が認知症になった場合である。子供が看るしかないが、これは相当な負担であり、自分たちの生活や仕事をかなり制限しなければならない。

親の介護が社会問題となりはじめたのは平成の時代になった頃だろうか。昭和の中頃までは、もちろん親の介護はあったが、あまり大きな問題になることはなかった。これには二つの理由が考えられる。

一つはその頃までは三世代同居が一般的で、介護のあるなしに関わらず、最後まで親と一緒に暮らすのが普通だったことである。元々一緒に暮らしているので、介護が必要になったからといって生活形態が大きく変わるわけではない。介護するための人手も多かった。

二つめは今より認知症になる人の数が少なかったことである。認知症は85歳頃から急速に増えるが、昭和40年頃は今より平均寿命が10歳程度短く、認知症になる前に死亡する率が高かったことによる。

平成になった頃から、高齢になっても自分の生活の自由を重視するためか、子供との同居を望まない人が増えてきた。配偶者が亡くなって1人暮らしになる人も珍しくない。子供の側からしても、配偶者の親、つまり義理の親とは血のつながりはないわけで、他人との同居の煩わしさを避けたいという思いがある。三世代同居の家庭は極めて少なくなり、親の存在を日常の中で意識することもなくなった。

かくして親が認知症で介護が必要となったとき、子供の生活が激変することになる。

脳血管障害後遺症の介護も体力的に負担は大きいが、認知症はそれに加えて介護する側の精神的なストレスが問題となる。説明してもわかってもらえない、何度注意しても忘れてしまうなど、病気だから仕方がないと頭では理解していても、ついイライラがつのる。しかも症状が進行すると目が離せない。

軽度であれば時々訪問して見守る程度ですむが、中等度以上になって、調理、掃除などの家事、金銭管理、内服管理が困難になると毎日何らかの援助が必要となる。場合によっては同居が必要となることもある。このあたりから介護者の負担が大きくなり、介護する子供自身の生活にも支障がでてくる。仕事を辞めて介護に専念するケースも珍しくない。こうなると自分の人生設計を一から見直さなければならない。家族にも多大な影響を及ぼす。

私は、子供は親の介護を直接すべきではないと思っている。配偶者間であれば最後まで介護するのも悪くないが、子供はある程度距離を置いて自分の生活を重視すべきと思う。親不孝者と言われそうだが、決して親を大切にしなくてよいといっているわけではない。もちろん大切にすべきだが、何らかの事情により自分の手で介護できないとき、罪悪感を持つ必要はないということである。また自分の心の中に、できることなら誰か他の人に任せてしまいたいという本音を見た場合でも、人として恥ずべきであるなどと思う必要はないということである。

基本的には親の介護は他人に任せた方がよいと思う。1人で生活できなくなったら早めに施設に入ってもらえばよい。これは決して介護を放棄したことにはならない。みんなで定期的に会いにゆけばよいいし、時には自宅に連れ帰って一緒に過ごす時間を作ることもできる。ある程度距離を置いた介護と考えればよい。

身内の介護は通常無償である。無償の労働は負担が軽いうちはよいが、限度を超えると疲弊する。さらに長期間にわたって先が見えなくなると、精神的に不安定となり、自分自身の生活にも支障をきたしはじめる。時に感情を抑えきれず、親に強く当たってしまいかねない。これは親としても望むことではないはずである。

対価としての報酬を得て行う他人の介護であれば話はだいぶ違ってくる。現在の介護報酬は低すぎるという問題はあるにせよ、仕事としての介護であるから、身内を介護するときのような精神的ストレスは少ない。労働時間内だけであるから体力的にも許容範囲であろう。

このように、介護は施設で他人に任せるのがベストだが、実はこのとき一番ネックとなるのは経済的問題である。10万円以下の費用で入居できる公的な施設は1～2年待ちである。民間の介護施設である介護付き高齢者住宅であれば、2～3か月待てば入ることができるが、公的資金援助がないため月々20万円以上の費用がかかる。国民年金だけでは到底足りないし、厚生年金があっても数万円は不足する。子供が援助するしかないが、まだまだ家のローンや教育費でいくらでもお金のかかる年代である。簡単に援助できる人は少ないであろう。負担できなければ結局自分で介護せざるをえない。

経済的問題の解決は難しいが、究極的には国の介護福祉政策を待つしかないであろう。介護問題はこれからますます切実になってくる。国の最優先課題ともいえる。せめて北欧なみの福祉の充実を期待する。

介護保険制度

２０００年４月に介護保険制度が制定された。この制度は介護が必要になった高齢者に介護サービスを提供し、介護を担う人の負担を軽減することが目的である。それまでも老人福祉制度があり、老人ホームやホームヘルプサービス、デイサービスの提供は行われていたが、次に述べるようないくつかの問題点が指摘されていた。

介護保険制度ができる前の古い老人福祉制度では、主に市町村の直営、もしくは社会福祉法人が運営する施設が中心であり、サービスの利用は行政が決めていたため、利用者が受けたいサービスを自由に選択することが難しかった。また、所得によって制限があり、主に低所得者が優先されていたため、所得要件によってサービスが必要ないと判断された場合は在宅での介護を余儀なくされていた。所得によって利用料が異なり、中所得者の負担感が大きく使いにくい制度でもあった。

所得制限などで老人ホームに入れない要介護者が、自宅での介護が難しくなった場合、やむを得ず慢性期型の病院に長期入院するしかなく、国民医療費の増大にもつながっていた。財源は税金であったが、介護の必要な高齢者の増加によって費用が膨らみ、税金だけで運営するのが難しくなっていたことも問題であった。

以上のような問題点を解決するため、今までの老人福祉制度を改善する形で介護保険制度が作られたわけである。

介護保険制度では、一律の基準によって介護の必要度を認定する。認定を受けようと思ったら、本人または家族が市町村の役所に行って申請する。申請を受けた行政機関は、担当者を自宅まで派遣して、どの程度の介護が必要なのかマニュアルに沿って調査する。その結果に基づいてコンピューターのソフトで一応の介護必要度を算定する。同時に、申請するときに家族が指定したかかりつけ医には、主治医意見書が送られてくる。かかりつけ医は、主治医意見書に、要介護者の病気や病状、経過と、介護必要度を決めるために参考になる意見を記載して提出する。

それらの結果を参考に、最終的には、医師、薬剤師、看護師、保健師、介護福祉士、社会福祉士、介護支援専門員などで構成される介護認定審査会での協議で介護必要度を決定することになっている。

介護必要度は7段階に分けられている。介護必要度の低い方から、要支援1、2、要介護1～5の7段階である。要支援は、援助は必要だが普段は1人で生活できるレベル、要介護は、何らかの介護を必要とするレベルである。日常的に介護が必要になると要介護3以上に認定される。年齢とともに認定される人の割合が高くなる。80歳前半では約3割、80歳後半になると約6割が要支援、要介護と認定されている。

介護が必要と認定されると、ヘルパー派遣、デイサービス、訪問看護など希望する介護サービスを受けることができる。手すりの設置、段差の解消など住宅改修費用も補助される。使える費用の上限は要介護度によって違うが、介護を受ける人は費用の1割を負担すればよい。

従来の老人福祉制度と違うのは、所得制限がなく、所得の違いによって使えるサービス、支払う利用料に差がないことである。中所得者でも使いやすい制度といえる。

財源は40歳以上の人から徴収する介護保険料と税金である。徴収される介護保険料の金額は所得に応じて決まり、月額2000円から15000円程度である。介護保険料から半分、税金から半分を支出し介護費用にあてる。

私も月に10数枚の主治医意見書を書いている。診療科の特性にもよるのだが、私の場合、意見書を書く対象者の9割は認知症である。それ以外では脳血管障害後遺症、パーキンソン病が多い。脳血管障害後遺症で通院している人の割合はもっと高いのだが、運動麻痺があっても認知機能はしっかりしているので、介護は必要のないケースも多い。少なくとも中等度以上の認知症のように、常時の見守りは必要ない。

整形外科では膝関節疾患や脊椎圧迫骨折、脊柱管狭窄症などの脊椎疾患による歩行障害が多いようだが、それらを含めても、介護保険の利用が最も多いのはやはり認知症である。実際、通所介護施設であるデイサービスの利用者の多くは認知症患者である。つまり、介護保険制度は認知症介護のために作られた制度といっても過言ではないように思う。

介護保険制度は何回か改定されたが、基本的な仕組みは変わらず、20年以上続いている。これだけ続いているということは、それなりに高齢者福祉に役立っているということではある。しかし、いくつかの問題点も指摘されている。

最大の問題点は入所施設の数が絶対的に足りないことである。そのためすべての入所希望者を受け入れることができず、希望してもすぐに入所するのは難しい。公的な資金援助のある施設は1～2年待たなければならないこともある。さらに介護制度の前回の改訂で要介護3以上でないと入所できないことになって、ますます狭き門となった。

前章でも述べたように、民間の施設であれば、要介護度による制限はなく、2～3か月待てば入ることができるが、公的資金援助がないため月々20万円以上の費用がかかる。この額を簡単に出せる人は少ないであろう。

2番目の問題は、介護職員の数が足りないことである。介護施設はどこも慢性的な人手不足であえいでいる。この最大の原因は給与が安いわりに、仕事がきついことである。特に入所施設は夜勤があるため、生活も不規則になって体調を崩し、離職する人も多い。もう少し仕事に見合うだけの給与を出せば人は集まるかもしれない。しかし、介護報酬が低いため、介護施設としても経営を維持するためには、今以上の給与を支払うのは厳しい状況である。

以上の問題は財源の不足に起因する。これが3番目の問題である。介護給付にかかる費用は、高齢化とともに年々増加しており、現在は介護保険制度がはじまった2000年当初の3倍まで膨らんでいる。財源を確保する努力はなされてはいるが、とても出費の増加には追いつかない状況である。

先に述べたように、財源は半分が介護保険料、半分が税金である。税金をこれ以上投入するのは他の予算との関連もあり簡単ではない。介護保険料を増やすのも、国民の反発が予想される。

現在介護サービスを受けたときの自己負担は1割だが、これを2〜3割まで増やせば介護保険財政は多少余裕が出る。しかし、介護が必要な高齢者には経済的に余裕がない人もいるので、自己負担を増やすと利用料が支払えず、満足のいく介護が受けられない人が出てくることが予想される。

これらはすべて簡単に解決できる問題ではない。しかし、今後ますます介護を必要とする人は増えるはずであり、このままでは介護保険制度自体が立ち行かなくなる可能性がある。何とか解決策を考えなくてはならない。

ＡＩ＋ロボットの進化、実用化が切り札になるかもしれない。人間でなくてもできそうな仕事をロボットで代行するわけである。人手不足を解消し、人件費も削減できるので介護施設の経営も安定する。とりあえず配膳、食事の後片付け、掃除などはすぐにでも実用化できそうである。調理も近い将来可能となるだろう。飲食店ではすでに料理を席まで運ぶロボットが導入されはじめている。

人間型ロボットが実用化されるのはだいぶ先になりそうだが、もはや夢物語ではなくなっている。それまで現在の制度が何とか持ちこたえてくれればと願っている。

介護で苦労すること

認知症になった人を介護する上でもっとも苦労するのは、症状が進行して、①暴言、暴力行為、②妄想、幻覚、③徘徊がはじまったときである。記憶力が低下して頼んだことや約束を忘れることに関しては、頼み事や約束をしなければよいわけで、慣れてくれば大した問題ではなくなる。

まず暴言と暴力行為について考えてみたいと思う。認知症といえども、何の理由もなく暴言や暴力行為が出るわけではない。それなりに気に入らないことがあったり、自分を否定されたと感じたときに自然に起こる感情の表現である。これは認知症でなくても誰でも経験することであるが、普通の人なら、トラブルにならないように自分の感情を抑制することができる。認知症になるとこの抑制が効かなくなり、暴言や暴力行為となるわけである。

逆の見方をすれば、暴言、暴力行為が出るのは、ある程度自我が保たれていて状況が理解できる段階であるともいえる。さらに症状が進んで理解力、判断力が低下すると、自分に向けられた言葉や行為の意味が理解できなくなるため、暴言、暴力行為はなくなるのが普通である。

ある程度理解力が残っている段階ということは、うまく言って聞かせればコントロールできる可能性もある。ただし、対処を間違えると火に油を注ぐことになりかねないので注意が必要である。

最もよくないのは、こちらも感情的になって言い込めようとすることである。大抵反発を招いてますます状況が悪くなる。理解力は残っているといっても十分ではなく、理屈に訴えてもうまくいかないことが多い。

それではどうすればよいのか。まず、そうなる前に暴言や暴力行為を誘発しないように心がけることが大切である。

暴言、暴力行為は周囲の人の言動がきっかけになることが多いが、その内容はごく些細なことである。介護をする人が意識的に傷つける言葉をいうことはないはずで、何気なく言った言葉が介護を受ける側の自尊心を傷つける結果となることが多い。例えば「それは違う」「できないでしょう」など相手を否定する言葉、「わかりましたか？」「このくらいのことはできるでしょ」など上から目線で確認する言葉などが気に障って、反論ができないときに感情的になって暴言、暴力行為として発現されることになる。このような言葉は、意識しておかないとつい使ってしまうので注意が必要である。

暴言、暴力行為があったときは、先ほど述べたように理屈に訴えてもダメなので、相手の感性に訴えかけることである。具体的には、まず共感を示す、もしくは共感するふりをすることである。

認知症でなくとも共感してくれる人に対しては親近感、安心感をいだくのが人間の普通の感性である。共感してくれる人に対して攻撃的になる人はめったにいない。何らかの形で共感を示せば、暴言、暴力行為が収まることがある。これは試してみる価値があると思う。いかにも取ってつけたような、真実味のないあからさまな共感では、認知症相手といえども見透かされることもある。この辺りの勘どころをよくわきまえて、うまくコントロールできる人もいるが、なかなかできない人もいる。ある程度の演技力も必要である。

それでも興奮を抑えるのが難しければ、しばらく距離を置くしかない。別の部屋に移動するなど物理的な距離を置くことと、近くにいても別の作業をするなど感情的な距離を置く方法がある。いつのまにか興奮がおさまって穏やかになる。

暴言だけであればゆっくり対処すればよいが、物を投げるなど暴力行為がひどいときはそのようなわけにはいかない。介護する側に危険が及ぶことがある。その場合は早めに内服治療が必要となる。認知症の進行を遅らせる目的の治療薬はあまり効果がないと言ったが、暴言や暴力行為などの興奮を抑える薬に関しては十分な効果が期待できる。精神科もしくは認知症の診療を数多く手がけている神経内科、脳神経外科の医師に相談して、適切な向精神薬を処方してもらえばよい。ただしこのタイプの薬は、脳の機能に対し抑制的に働くので、活気がなくなるのが欠点である。

暴言、暴力行為ほどではないが、妄想も介護する側が困る症状である。様々な妄想が出るが、比較的多いのが物取られ妄想である。自分の不在中に誰かが家に入っている、パートナーが不倫をしているという妄想も時々聞く。

物取られ妄想は、お金を取られるというケースが一番多い。自分でお金をどこかに仕舞うのだが、その場所を忘れてお金が手元になくなる。辻褄が合わなくなり、お金がない理由を誰かが取ったと考えるわけである。子供など近い親族が盗んだ人になることが多いが、ときに近所の人が犯人になることもある。聞き流せばよい場合が多いが、近所の人に苦情を言うようになると問題である。この場合は近所の人にあらかじめ事情を話しておけばよい。さらに警察に電話するようになると放って置けない。こうなってくると内服治療が必要となる。薬は暴言、暴力行為のときと同じでよい。

徘徊も介護者を悩ませる。頻繁になると目が離せなくなる。一日中監視もできないので、目を離したすきにいなくなるのは防ぎようがない。外出したり散歩すること自体は健康にとって悪いことではないので、閉じ込めてしまうのも問題である。閉じ込められるのは本人にとっても幸せとはいえないだろう。本人は徘徊しようと思って外出するわけではなく、目的があって外に出るが、目的を忘れたり帰る道がわからなくなって徘徊となるのである。

いなくなったら探さなければならないが、電車に乗って遠くまで行ったケースもあり、家族だけでは対応できないことも多い。スマホを持つ習慣があれば、位置情報を知らせるアプリを入れておけば現在位置がわかるので有用であるが、いつも持って出るとは限らない。警察に届けて探してもらうことになるが、頻回に頼むのも気が引けるだろう。ずっと将来はＳＦの世界のごとく、皮下にマイクロＧＰＳを埋め込むのだろうが、今のところ実用化していない。

徘徊に関しては、今のところ施設に入居する以外に良い方法がない。徘徊して交通事故にあったり、山に迷い込んで見つからなくなるといった危険もあるが、ある程度割り切って、できるだけ注意して、それでもいなくなったら探すという心づもりで対処するしかないように思う。

運転免許証の返納

認知症になった人がいつか直面することの一つに運転免許証返納の問題がある。認知症になっても運転を続け、アクセルとブレーキの踏み間違い、高速道路での反対車線の走行などによって事故を起こしたという例をよく聞く。

認知症は記憶力や理解力などの知的能力の低下だけでなく、運動機能も低下する。特に反射神経の衰えは著しい。運転に関しては、普段通っているコースで何事もなければ普通に運転できる。しかし、突発的なことが起こったとき、例えば子供が飛び出したときに反応が一瞬遅れ、事故につながることになる。

基本的には認知症になっても今まで通り何をしてもよいのだが、他人に危害の及ぶことだけは別である。自動車の運転はその一つであり、運転免許証の返納も考慮すべきであろう。

75歳を越えて運転免許証更新を行うとき、認知症のテストが課されることになっている。合格点に達しなければ、専門の医療機関を受診して診断を受けなければならない。そこで認知症と診断されたら、症状の程度によっては運転免許証の更新ができない場合がある。認知症に至っていなければ、その旨を記載した診断書を公安委員会に提出して今まで通り運転免許証の更新ができる。

私の診療所にも、公安委員会に提出する診断書の記入を希望して来院される方がいる。診断書を希望するということは、可能であれば運転を続けたいということである。家族は気づいていても、本人は認知症であるとは思っていない人も多く、認知症と診断されて運転ができなくなると知ると当然ながら落胆する。

過去に事故を起こしたことはないし、今でも運転技術は衰えていないと主張して、免許更新ができるように診断書を書いてほしいと求める人もいる。また、郊外に住んでおり、車がないと生活ができないので何とかしてほしいと、泣き落としで訴える人もいる。もちろんいくら頼まれても虚偽の診断書は書けないので、事実を書くのみである。

認知症と診断したらその旨の診断書を書くが、認知症と診断が下っても必ずしも免許証更新が不可とは限らないので、一応自主返納するように勧めてみる。半分以上の方は納得して自主返納することを決めるが、診断書を受け取って提出し更新手続きを試みる人もいる。その結果どうなったのかはわからないが、多くの人は免許更新はできなかったはずである。

問題は免許更新日まである程度の期間が残っている場合である。家族は危険を察して運転をやめるように勧めているが、本人がなかなか納得しないケースがある。家族に話を聞いてみると、時々壁に接触したり、縁石に乗り上げたりすることがあるようで、確かに運転は相当に危険なようである。強制的に運転免許証を取り上げることは難しいので、何とか説得して自主返納してもらうしかない。

幸い家族の協力も得られるので、診察時に一緒に説得を試みる。曲がりなりにも運転ができているということは、ある程度の理解力、善悪の判断力は保たれているので、意を尽くして説得すれば、納得して免許証返納を受け入れる人も少なくない。

説得するときの言い方として次のような例が考えられる。

① 運転技術は申し分ないが、年齢とともに、どうしてもとっさのときの反応が遅くなる。それが原因で万一事故が起こったらその被害者は気の毒である。

② 万一事故になったら親族、特に子供にも迷惑がかかる。
③ 経済的にも自動車を持たず、必要に応じてタクシーを使った方が安くつく。
④ 自動車での長距離の移動が必要なときは、家族ができるだけ協力する。
⑤ 不便なようでも、もともと運転免許証は持たず、自家用車なしで生活している人もたくさんいる。

そのほかにもいろいろあるだろうが、絶対に言ってはならないのは、自尊心を傷つけるような内容である。例えば、「運転の様子を見ていると危なっかしいのでやめた方がよい」「何回も事故を起こしかけているから、運転はしない方がよい」「運転するのなら横には乗らない」などとは言わない方がよいと思う。

それでも運転を続けると言い張る場合は、強硬手段に出ざるをえないこともある。強制的に運転免許証を返納させても、本人が納得していなければ運転する可能性もあるので、ほかに乗る人がいなければ自動車そのものを処分するのがよいかもしれない。

しかし考えてみれば、この問題も自動運転の自動車が実用化されるまでの話である。すでに高速道路では実用化されており、一般道で実用化されるのも早ければあと10年もかからないかもしれない。そうなれば運転免許証も必要なくなる。認知症の人でも、さらに飲酒をしていても自動車が利用できることになる。自動車事故ももっと減るに違いない。現在その過渡期である。一刻も早く一般道路での自動運転車が実現することを期待する。

あとがき

母親に認知症の兆候が出はじめたのは80歳台前半の頃である。自宅で転倒して骨折することもあり、それ以上1人暮らしをさせるのも心配だった。私も妹も同居は難しかったので施設入所を考えることにした。広島駅の近くに良さそうな介護サービス付きの高齢者住宅があったので、母親を連れて見学したところ、本人も気に入って入所を決めた。

入所したからといって、その施設に閉じ込められるわけではなく、いつでも外出は自由であった。時々連れ出して昼食などを一緒にしていたが、症状が少しずつ進行するにしたがってそれも難しくなってきた。次第に周囲の状況に無関心になり、発症して4～5年たった頃から、私が息子だということがわからないようだった。

それからしばらくして食事が十分摂取できなくなり、誤嚥性肺炎も起こすようになって療養型慢性期病院に転院した。胃瘻を作って流動食を与えれば、生命の維持は当分可能であると説明を受けた。一瞬心が動いたが、どう考えても本人も希望しないだろうと思い断った。補液で水分栄養補給を行って経過を見ていたが、４か月後に亡くなった。死亡診断書の病名は老衰であった。

発症した頃に、治療をどうするか少し悩んだ。その頃すでに、内服治療の効果は期待できないと考えている認知症専門医が多かったし、私自身も同じような印象だったので、内服させることに躊躇はあった。かといってほかに良い方法もないので結局飲ませることにした。薬はやはり効果はなかった。飲まなかった場合の経過はわからないので、比較はできないが、感触としては有効性は感じられなかった。

母は聡明な人であった。社交的、外出好きで、友人や従姉妹などと頻繁に旅行にも行っていた。誰とでも親しくなるキャラクターで話好きでもあった。そのような母が認知症を発症したときは、少し意外な感じがしたのを覚えている。90歳も越えればいずれはなるだろうとは思っていたが、80歳前半というのが早く感じたのである。

母親の認知症介護を通じていろいろ考えることがあった。医師として知識としては知っていても、実感できていなかったことがあったのにも気づいた。

まず、だれでも認知症になりうるということである。次に一度認知症になったらなす術がなく見守るしかないということである。頭ではよく理解はしていたが、実感したのはこのときであった。

介護の大変さは診療の中で家族の話を聞くにつけて感じていたので、ある程度覚悟はしていた。幸い良い介護施設に入ることができたので、経済的負担は大きかったが、直接介護をするという意味での負担感は軽かった。介護施設のありがたさが身に沁みてわかった。

現在介護施設に入所する上での最大の問題は、経済的負担が大きいことである。経済的に負担が軽くて誰でも利用できる入所施設の充実が、国の施策の中でも最優先事項と思う。

情に流されないことも大切である。食事が摂取できなくなって、胃瘻を作って生命を維持することを提案されたとき、つい命だけでもと思いがちであるが、ここは冷静に考える必要がある。胃瘻を作ることは、だれにとっても、もちろん認知症になった本人にとっても何も良いことはない。無情と思われても決断するのが子供の役目だろうと感じた。

しかし何といっても、最も強く感じたのは、認知症にならないのが一番ということである。そこで私も今まで患者さんに認知症予防法として説明していたことを自分でも実践することにした。この本の第3部で述べたことの多くは、現在私自身も実践していることである。

私だけでなく、多くの人に情報を共有してもらい、できることから少しずつでも実践してもらえたらと思いこの本の執筆に至った。

自身の認知症予防だけでなく、家族に認知症が出た場合の心構えなどについても述べてみた。認知症に対処するときの参考にしていただければ幸いである。

この本の内容は私の診療経験に基づいているが、、当然ながら私の力だけで認知症の診断、治療、ケアができるわけではない。スタッフの多大なる協力が不可欠であった。最後に、いつも認知症診療に協力してくれている診療所のスタッフの皆様に感謝の意を表明したいと思う。

藤原　敬（ふじわら・たかし）

1977 年 岡山大学医学部卒業。脳神経外科を専攻し、香川医科大学講師、呉共済病院診療科長を経て、2003 年に藤原脳神経外科クリニックを開設する。

脳神経外科専門医として、長年に渡って認知症の診断、治療、予防法の啓発に携わっている。

広島ペンクラブ会員。

著書に「クラシック音楽　持論・抗論・極論」「わたしはリバタリアン」「自己啓発としての徒然草」がある。

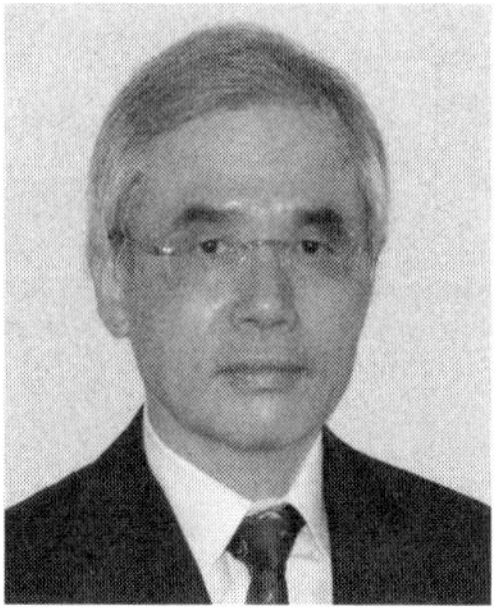

認知症を理解し予防するために
-認知症にならないための 12 の生活習慣-

2023 年 12 月　4 日　　　初版発行

著者　　　　藤原　敬
校正協力　　森こと美
発行者　　　千葉慎也
発行所　　　合同会社 AmazingAdventure
（東京本社）東京都中央区日本橋 3-2-14
新槙町ビル別館第一 2 階
（発行所）三重県四日市市あかつき台 1-2-108
電話　050-3575-2199
E-mail info@amazing-adventure.net
発売元　　　星雲社（共同出版社・流通責任出版社）
〒112-0005 東京都文京区水道 1-3-30
電話　03-3868-3275
印刷・製本　シナノ書籍印刷

ISBN978-4-434-33167-1　　C0047